**Über Geld spricht man nicht, Geld hat man nicht.**

# Erniedrigung

# geniessen

## Kapitalismus und Depression III

Mit der Jackson Pollock Bar, Jutta Koether, Wolfgang Kohrt, Franz Liebl, Aram Lintzel, Orhan Pamuk, Guillaume Paoli, Jens Roselt, Maritta Tkalec und einem Gespräch zwischen Alexander Kluge und Frank Castorf.
Herausgegeben von Carl Hegemann

Volksbühne am Rosa-Luxemburg-Platz

Alexander Verlag Berlin

Der dritte Band von „Kapitalismus und Depression“ erscheint zu Frank Castorfs Inszenierung von „Erniedrigte und Beleidigte“ nach Fjodor Dostojewskis Roman, eine Koproduktion der Wiener Festwochen mit der Volksbühne am Rosa-Luxemburg-Platz Berlin. Premiere in Wien am 28. Mai 2001, in Berlin am 11. Oktober 2001.

Band I und Band II der Reihe „Kapitalismus und Depression“ sind unter den Titeln „Endstation. Sehnsucht.“ und „Glück ohne Ende“ im Jahr 2000 erschienen.

Wiener Festwochen

# Inhalt

# Vorwort

Mit Kapitalismus und Depression beschäftigte man sich an der Volkbühne am Rosa-Luxemburg-Platz in Berlin wahrscheinlich schon immer, spätestens aber seit der „Wende" und seitdem Frank Castorf dort die Leitung übernommen hat. Seit Ende 1999 gibt es auch eine Veranstaltungsreihe, die sich in monatlichen Abständen dieser traurigen Problematik offensiv widmet. Sie wird in dieser Buchreihe, von der nun bereits der dritte Band vorliegt, dokumentiert.

„Verwahrlosung, Lebensgier, Paranoia und Depression" bilden die Koordinaten in denen sich die Menschen der Gegenwart bewegen. Das ist zumindest das Ergebnis der im ersten Band veröffentlichten Vorträge und auch der Bezugsrahmen von Frank Castorfs Inszenierung des Tennessee-Williams-Klassikers „Endstation Sehnsucht", die nach der Intervention der Nachlassverwalter von der University of Tennessee, nun so treffend „Endstation Amerika" heißt. Die Beiträge machen deutlich, dass mit der fortschreitenden Emanzipation aller Lebensbereiche im globalen Kapitalismus und der Durchsetzung des Aufklärungsgedankens, „sich seines eigenen Verstands ohne Anleitung anderer zu bedienen"(Kant), sich der Schwierigkeitgrad der Lebenskunst eher erhöht als vereinfacht hat. Das Vertrauen in einstmals selbstverständliche Lebensgrundlagen verschwindet und auch das Vertrauen in den eigenen Verstand ist fragwürdig geworden. „Homo homini enemy" ist der einzige alte Satz, der noch umfassende Geltung beanspruchen kann. Wer sich gegen die notwendig „gnadenlosen Gesetze des Marktes" wendet etwa zugunsten altmodischer Tugenden, ist entweder rechtsradikal, masochistisch oder schizophren. Die neuen ethischen Aktivitäten, etwa an den Schulen, die endlich wieder die alten, „positiven" Werte vermitteln sollen, sind im Grunde verfassungsfeindlich, denn sie unterminieren die Basis der Marktwirtschaft. Wer statt Wettbewerb auf Solidarität setzt, statt auf Privategoismus auf Anteilnahme und unkalkulierte Freundlichkeit, hat zwar unser moralisches Gefühl auf seiner Seite, handelt aber unverantwortlich, weil er die Lebensgrundlagen des Marktes und damit der Gesellschaft in Frage stellt. Wer im Markt mit Moralität und Tugend bestehen will, ist schon geliefert. Wirtschaftsethik ist ein Unwort. Andrerseits wird der Mangel an Tugenden selbst zum Problem und Moral zum Gegenstand der Sehnsucht. Und Kapitalismus legitimiert sich einzig dadurch, dass er beansprucht, Probleme zu lösen und Sehnsüchte zu erfüllen. Ob er *diese* Sehnsüchte erfüllen kann, ohne sich selbst in Frage zu stellen?

Der zweite Band von „Kapitalismus und Depression" erschien anlässlich der Premiere von Frank Castorfs theatralischer Auseinandersetzung mit Michel

Houellebecqs Roman „Elementarteilchen" und untersuchte die darin propagierte biologische Selbsterlösung des Menschen durch die gentechnologische Schaffung einer neuen geklonten Spezies, die zum Unglück, zur Depression und zur Unmenschlichkeit physisch nicht mehr fähig sein soll, dafür aber geschlechtslos und unsterblich. „Die Wandlung findet nicht im Geist, sondern in den Genen statt" hieß die neue Grundthese. Nach dem Scheitern der Ideen, Theorien und sozialen Bewegungen zur Verbesserung der Menschheit sollen nun die Menschen in ihrer physiologischen Ausstattung verbessert werden. Der Konstruktivismus wird buchstäblich genommen und der Mensch schwingt sich auf zum neuen Schöpfer, indem er gleichzeitig sein vollständiges Scheitern eingesteht. Diese Mischung aus Depression und Größenwahn, die sich im neuen technologischen Fortschrittsoptimismus zeigt, scheint (noch?) nicht jedermanns Sache zu sein. Das Ergebnis der Debatten ist zutiefst ambivalent und lässt ratlos.

Für Frank Castorf führte das zu dem Bedürfnis, sich wieder mit Dostojewski zu beschäftigen. Nach den „Dämonen", die 1998 bei den Wiener Festwochen Premiere hatten und 2000 von Castorf und seinen Schauspielern in Mecklenburg-Vorpommern auch verfilmt wurden, hat er sich nun den 1861 erschienenen Roman „Erniedrigte und Beleidigte" vorgenommen. Während „Dämonen", zu

Dostojewskis „philosophischen Romanen" gehört, in dem die Protagonisten ohne großes Zweckdenken die Bodenlosigkeit und Perspektivlosigkeit ihrer Existenz mit ungezügelten Obsessionen erotischer und philosophischer Art träumerisch und gefährlich zu bewältigen versuchen (siehe Castorfs Gespräch mit Alexander Kluge in diesem Band), ist „Erniedrigte und Beleidigte" ein knallharter Großstadtroman, in dem jeder auf seine Weise um seine erotische und finanzielle Existenz kämpft, in dem das Kalkül den größten Raum einnimmt, obwohl es, ähnlich vielleicht wie heute bei den big-brother-Veranstaltungen, fast immer versteckt wird. Was in der bisherigen Beschäftigung mit Kapitalismus und Depression fast ausgeklammert blieb, die gesellschaftliche Hierarchie und die Aufteilung der Menschen in winner und looser, ist hier selbstverständlicher Hintergrund. Es geht um zwei sich überschneidende Dreiecksverhältnisse zwischen Menschen in unterschiedlichsten sozialen Positionen, die von einem fürstlichen Machtmenschen, der es sich leisten kann, (fast) immer ehrlich zu sein, für seine Interessen ein- und ausgespannt werden. Das halbwüchsige, allein gelassene Waisenkind, der aufstrebende und verachtete Schriftsteller, die Tochter aus gutem aber verarmten Hause, der sympathische aber willenschwache Sohn des Fürsten und die bezaubernde reiche Erbin finden sich „inmitten des blinden Egoismus der gegenläufigen Interessen, der finsteren Aussschweifungen, der sorgsam gehüteten Verbrechen, inmitten dieser unerträglichen Hölle sinnlosen und unnormalen Lebens" und verfolgen dabei gleichzeitig jeder auf seine Weise aber immer strategisch ihre eigenen Lebensinteressen, wobei, ohne dass dies groß ausgesprochen werden müsste, die Chancen sich nach dem Reichtum staffeln. Ein Kolportageroman, der von Schillers „Kabale und Liebe" und von Goethes „Wilhelm Meister" gleichermaßen beeinflusst ist, und der das Vorbild lieferte für Hunderte von weiteren Romanen bis hin zum Groschenheft und den daraus enstandenen medialen Verarbeitungen in Film und TV. Aus der heutigen Perspektive liest sich dieser Roman wie eine Fortsetzung der „Dämonen", obwohl er zehn Jahre früher geschrieben wurde. Was auch passiert, man muß auf die eigenen Interessen achten. Waren die „Dämonen" noch jenseits, so sind die Personen dieses Romans affiziert von den trivialen gesellschaftlichen Notwendigkeiten. Castorf inszeniert seine Bühnenversion ausschließlich mit Schauspielern, die auch schon in den „Dämonen" gespielt haben, in einem Raum, der die versteinerte Version von Bert Neumanns Dämonen-Container ist. Und der Pool ist zugefroren. Es sieht so aus, als seien hier die verwirrten Gestalten aus den „Dämonen" zur überlebensnotwendigen Vernunft und Abstumpfung gekommen, die in der alternativlos scheinenden Kapitalismusaffirmation der Gegenwart ihre Entsprechung findet. Nicht Schillers idealisches Prinzip, sondern Goethes Zynismus siegt. Wer sonst nichts hat, kann immer noch die Erniedrigung genießen.

Wer selbst nicht für die Teilnahme am Aufstieg oder Aufschwung disponiert ist, wie der vielfach erniedrigte Dichter Iwan Petrówitsch, muß das sogar. Das zeigt in diesem Band der türkische Schriftsteller Orhan Pamuk an Dostojewskis im gleichen Jahr wie die „Erniedrigten" erschienenen „Aufzeichnungen aus einem Totenhaus". Pamuk haben wir für den Herbst an die Volksbühne eingeladen. Die übrigen Beiträge dieses Bandes sind dort mit wenigen Ausnahmen schon in den letzten Monaten von den Autoren vorgetragen worden (mit etlichen Querverbindungen zu früheren Vorträgen). Sie gehen von den herrschenden Lebensbedingungen aus und versuchen neue, konkrete Perspektiven zu entdecken. Dabei bewegen sie sich, wenn man so will, zwischen den seit Schiller und Goethe bekannten Positionen, genau wie Dostojewski, der in seiner fast zehnjährigen sibirischen Gefangenschaft neben der Bibel offenbar nur die Gesamtausgaben dieser beiden Dichter zur Verfügung hatte. Es ist keine eindeutige Richtung in diesen höchst unterschiedlichen Versuchen auszumachen. Aber die Tendenz geht zu Goethe: „Sehe jeder, wie er's treibe, sehe jeder, wo er bleibe und wer steht, dass er nicht falle!" So muß das atomisierte Individuum wohl funktionieren – aber immer freundlich und offen, zwischen Ergebenheit und Stolz! Wie ein Hund eben.

15. Mai 2001

Carl Hegemann

# Die Pissigkeit und das Unverwechselbare

Frank Castorf spricht mit Alexander Kluge über böse Geister

Sie haben einen Film gemacht, „Dämonen“, wie lang ist der?

Drei Stunden.

Und wie lange haben Sie daran gedreht?

Zehn Tage.

In der Eingangsszene fährt ein Auto durch eine Landschaft – in der Totale – und wirbelt Staub auf. Man ist gleich in einer Tiefebene, die durch ganz Rußland geht und im Grunde bei uns oder in den Niederlanden anfängt.

Es macht Spaß, wenn man mit ganz wenig Mitteln etwas übersetzen muß, was im Theater an die Grenzen des Mediums stößt. Es gibt eine wunderschöne Landschaft kurz vor der Ostsee in der Nähe von Güstrow, da kommt ein kalter Wind über die See, man steht auf einem Berg, kuckt über endlose Felder und man hat schon den Eindruck, daß Ostdeutschland in der Nähe von Osteuropa liegt, vielleicht sogar ein slawophiles oder russisches Element hat.

Der Ort, die Landschaft, die Weite – eigentlich müßte man das zu Fuß durchschreiten und die Attribute der Moderne, das Auto etwa, weglassen. Aber wie es der Zufall wollte, hatten wir einen Beleuchter bei uns, der ein Faible für große alte amerikanische Autos hat, und was Amerika und Rußland eint, das ist ja die Unendlichkeit, die Größe des Landes. Deshalb dachten wir, es kann ganz spannend sein, Amerika auf eine russische, östliche Grundmentalität stoßen zu lassen. Da fährt jemand aus der Zivilisation – wir nehmen mal an, daß es Darja ist, die mit Nikolai Stawrogin dubiose Tage und Nächte mit Schweizer Schokolade und Feuer am Kamin in der Schweiz durchlebt hat –, die fahren jetzt in diese mecklenburgisch-russische Landschaft hinein und wirbeln den Staub auf, der die Unsrigen – wie Dostojewski schreibt –, etwas durcheinander bringt, und die Unsrigen rufen dann etwas sehr nach Berlin Klingendes: Verpiß dich! und schmeißen Steine nach diesem amerikanischen Gefährt, das sich in Richtung Datsche durchzuschlagen scheint. Das 20. Jahrhundert bricht also in die Landschaft ein und durchschneidet sie, und vielleicht ist der Straßenkreuzer das Synomym für das Amerikanische, für mich als Ostdeutschen zumindest, weil ich den Wolkenkratzer weniger kannte.

Was Sie Datsche nennen, ist ja eigentlich ein Container, wo man den Personen zuschauen kann. Sie haben den hier auf dem Theater erfunden, bevor er je im

Fernsehen vorkam, von ihrem Bühnenbildner Bert Neumann entwickelt. Und dieser Container ist in der Bühnenaufführung der gleiche wie in der Verfilmung?

Die Idee ist die nämliche, die Architektur eine andere, da selbst im Mai die Stürme in der Landschaft so stark sind, daß ein Bühnenhaus, wie es hier im Theater steht, der Natur nicht standhalten würde. Das ist der einzige Unterschied. Ob Regen, Sturm oder Gewitter, das Haus blieb bis zum Schluß stehen. Es ist auch noch ein kleiner afunktionaler Swimmingpool da, der suggeriert, daß man an einem anderen Wohlstand, an einer anderen Kultur gerne teilnehmen würde, aber es bleibt ein altes russisches Schlammloch, das sinnlich wahrnehmbar ist. Man watet mit den Füßen hindurch und auf einmal macht man einen Schritt ins Ungewisse und versinkt darin. Das ist die Vertikale.

Der Horizont dieser flachen Landschaft macht einen im Grunde sehr verzweifelt, weil er überall gleich weit weg ist.

Das Spannende an Dostojewskis Roman ist ja, daß er ideologisch in die Unendlichkeit explodiert, es sind alle denkbaren moralischen, gesellschaftsutopischen und religiös-fanatischen Thesen und Haltungen, die uns umgeben, vorhanden. Das spielt sich aber in der russischen Provinz ab, einem kleinen

Städtchen, Tverj, in einem Mikrokosmos von Welt also – eine sehr theatralische Setzung. Diese Spannung findet man auch bei Dostojewski, einem Weltbürger, der sich von Moskau und Petersburg, von der Schweiz, von Dresden in die russische Provinz zurückzieht. Bei Dostojewski gibt es im Prinzip zwei Örtlichkeiten, wo die Menschen sich gegenseitig beobachten: das Dorf und das Palais, die Landschaft und ihr modernes Gegenbild, den Container. Der Container ist natürlich viel provozierender im Theater: Wenn man hier sitzt und etwas sehen will, aber nichts sehen darf, dann ist das ein Bruch mit der Theaterkonvention, durch den ich andere Sinne mobilisieren muß, etwa zu hören, was da drinnen passieren könnte. Das ist das einzige, wo der Film der Konvention des Sehendürfens eher entspricht als die Theateraufführung.

Dostojewski hat den Roman 1870/71 geschrieben, also zu einem Zeitpunkt, wo Napoleon III. seinen absurden Schnurrbart noch trägt, wo die Preußen das Deutsche Reich errichten, wo Offenbach seine Operetten, „Die Banditen“ meinetwegen, komponiert hat, und da schreibt Dostojewski diesen hochmodernen Roman.

Das ist ein osteuropäischer Roman, der im operativen Sinne etwas anderes darstellen soll, als nur der Welt des schönen Scheins zu entstammen; also keine „Kunst“, sondern eine politische Polemik gegen das vorhandene totalitäre System. Dostojewski, nach seinem Weg zum Schafott in die Verbannung, hat seine Erinnerungen aus dem alten Gulag geschrieben, und dann gab es diese Kreise von Sozialrevolutionären, die sagten: jetzt ist Schluß, weshalb Bakunin sich Ende der 60er Jahre dann zum politischen Anarchismus, zum Terrorismus bekennt. Und der Anarchist Netschajew ist der Auslöser gewesen, der durch die Ermordung Ivanovs – im Roman ist das Schatow – versucht, eine Gruppe politischer Aufrührer zusammenzuschweißen. Im Grunde ist das nichts anderes als was in Frankreich Blanqui formuliert hat und was später Lenin in die Praxis umgesetzt hat: mit einer sehr kampfkräftigen Einheit und mit dem retardierenden Moment des Verräters die eigene Macht so zu stabilisieren, daß man Weltgeschichte machen kann. Lenin hat Weltgeschichte gemacht.

Ivanov war ein russischer Student, der einer anarchistischen Gruppe angehörte, die Zaren ermordet. 1869.

Netschajew, Anfang zwanzig, der sich in der Schweiz an die Familie Herzen herangemacht hat, als Schwiegersohn gehandelt wurde und ein Interesse hatte, an das Erbe zu kommen, ist wahrscheinlich eher jemand wie der David in Houellebecqs Roman: ein Popkünstler, ein verhinderter Mick Jagger seiner Zeit; da scheint mir die Verbindung zu 1984, zur Schönen neuen Welt bis hin zu den „Elementarteilchen" zu liegen. Ein Beispiel: Der Mörder, der bei Dostojewski ein philosophischer Mörder ist, bekommt von dem dekadenten Stawrogin – vielleicht Bakunin – dessen Regenschirm geschenkt. Dazu sagt der Mörder relativ überrascht: Sie schenken mir Ihren Regenschirm? Und Stawrogin sagt: Ich glaube, jeder Mensch sollte einen Regenschirm besitzen. Und der Mörder antwortet daraufhin: Sehen Sie, da haben Sie das Minimum der Menschenrechte definiert. Das ist ein ungeheuerlicher Satz! Und es ist auch ungeheuerlich, wenn jemand wie Schatow, der slawophile Student, der vielleicht Anteile von Dostojewski hat, sagt: Ein Volk, das nicht mehr ausschließlich die Hauptrolle im Leben der Weltvölker spielen und nicht mehr im Besitz der alleinigen Wahrheit sein will, um die anderen Völker zu erlösen, wird augenblicklich zu ethnografischem Material. Oder der Satz: Wir brauchen hundertmillionen Menschenleben, um die Gleichheit durchzusetzen. Da ist das 20. Jahrhundert bereits zur Simulationsfläche geworden, das ist die Antizipation dessen, was kommen wird. Es sind die bösen Geister, nicht die vom Himmel gefallenen Engel. Wir können mit dem schlechten Gewissen, mit unserer Schuld nur fertig werden, wenn wir das in die Schweine jagen, weil wir wissen, daß die Schweine sich dann mit unseren bösen Geistern von den Felsen ins Meer stürzen.

Die bösen Geister haben weit mehr mit uns zu tun als die gestürzten Engel, die auf die Erde fallen. Sie sind das, was in uns ist und wovor jeder von uns versucht, einen anderen Ausweg zu finden. Diese Verwurzelung finde ich wichtig: Wenn die Modernität keine Basis hat, kann man keine guten Filme machen. Kusturica kann gute Filme machen, weil er weiß, woher er kommt, und er weiß auch, wie disparat dieser Grund ist, aus dem er seine politische Polemik und seine künstlerischen Kräfte zieht; wir wissen ja nicht so recht, wo das ist, und denken, Tarantino-Land sei unsere originäre Ausgangsgröße. Ich glaube aber, dazu gehört auch ein religiöses Moment, das zusammen mit einer durchschlagenden intellektuellen Kraft in Erscheinung tritt.

Der Roman ist eine Polemik, kein ausgewogener Text. Sie waren ja schon mal oben in meinem Intendantenzimmer, da hängt der Stalin, drei Kinder kucken zu ihm. „Stalin: das ist der Frieden" steht auf dem Bild. Und nun kann man sagen, das sei geschmacklos, weil wir ja alle wissen, wer Stalin war und was passiert ist. Aber – das hat Boris Groys sehr schön beschrieben – als Ostler hat man die Verpflichtung, die totalitären Strukturen, die mich ja konditioniert haben, also den Stalinismus in sich jeden Tag abzuarbeiten. Und so versponnen das heute klingen mag, die moralische Instanz in Bewegung zu setzen, das ist ein entscheidender Grund, weshalb Dostojewski diese Polemik geschrieben hat – gegen alle und vor allem gegen sich selbst! Gegen den Netschajew, den Bakunin, der er ja war. Man sieht das auch an dem Frauenverbrauch von Dostojewski: sie sterben, die Kinder sterben, und ein Mann sitzt in Dresden und schreibt einen Fortsetzungsroman mit hoher Qualität für den „Russischen Boten", die „Dämonen", ein schlecht bezahltes Auftragswerk. In den Tagebuchnotizen kommt eigentlich immer nur vor: zu wenig Geld! Es ist ähnlich wie bei Strindberg: enorme finanzielle Probleme, die die Hauptarbeit an seinem Tagebuch ausfüllen. Er sitzt in seiner Wohnung in Dresden, geht manchmal zur Sixtinischen Madonna, die ihm sehr gefällt, und was Deutschland betrifft, hat er ein Bild, das ungefähr dem jener Romanfigur entspricht, die nach Karlsruhe will und die das Wasserwesen als Kulturphänomen sehr viel mehr interessiert als eine gewachsene Kulturnation wie Rußland. Das ist natürlich nicht nur ironisch denunzierend gemeint und nicht ohne Anerkennung für den hohen technologischen Standard in Deutschland. In den ganzen Tagebuchnotizen bemerkt er nur einmal in einem Briefwechsel, daß ein wichtiger Krieg in Europa stattfindet. Es geht ja um die Vormachtstellung in Europa, um den Kampf des untergehenden Imperiums

Napoleons, des III. – mit den entsprechenden Operetten, die Sie angesprochen haben – und um Deutschland. Dostojewski schreibt nur eine kurze Glosse, in der er sagt: Das Ideal ist ähnlich wie das Gold, es wird vom Feuer nicht geschmolzen werden. Das heißt, man braucht für Ideale auch manchmal den Krieg, die Befreiung, um das Ausgehöhlte zu überwinden. Man merkt, da ist Nietzsche, da ist Jünger gar nicht so weit, der sagt: Jedes starke Volk wird das aushalten. Und Dostojewski sagt: Dieses napoleonische Frankreich ist so ausgehöhlt, daß es untergehen muß. Ansonsten hält er Deutschland für schuldig an diesem Krieg; er hat zehn Tage drüber nachgedacht und ist zu dieser Erfahrung gekommen. Und außerdem sollte die russische Außenpolitik, die 100 Jahre europäisch-deutsch dominiert war, sich neu finden. Und die Frauen, das ist der entscheidende Treibstoff für all das, was der Stawrogin durchmacht. Er steht an einem Bahnhof, hat einen Koffer in der Hand, und im Gegensatz zu Pjotr Werchowenski, der letztlich eine politisch sich verstehende Figur ist und bestenfalls zum hochintellektuellen Opportunismus zählen würde, den wir auch heute in der Politik haben, glaube ich, daß jemand mit dieser Art von Nichterwartung den größten Erfolg in der globalisierten kapitalistischen Welt hätte. Er würde alles erreichen, weil er nichts zu verlieren hat. Nur in Rußland geht dieses Prinzip wahrscheinlich nicht auf.

Es ist ja überhaupt nicht selbstverständlich, daß jemand sich an so eine riesige Materialmasse heranmacht und einen Roman, den heute gewohnheitsmäßig wenige Leser lesen, dramatisiert. Sie lassen ja sehr viele von den Bausteinen des Originaltextes übrig und gelten als Zerschläger. Wenn das ein Kolosseum wäre, dann bauten Sie Schlösser aus Bauschutt. Sie sind ja sehr rücksichtslos, wenn Sie etwas interessiert.

Camus hat versucht, den Roman zu bearbeiten, aber er ist sehr antikommunistisch vorgegangen, in dem Sinne modern, daß er die schreiende Komik, die an die Geworfenheit Beckettscher Figuren erinnert, herausnimmt. Der Grundansatz dieser Bearbeitung und sicher auch die Polemik gegen Sartre in einer Zeit, in der Schauprozesse stattfinden, besteht darin, daß man das zu bemerken hat, was ja Sartre tunlichst hat sein lassen – mit der einen Ausnahme, „Schmutzige Hände", die wir hier zu einem Zeitpunkt, der durch das, was in Jugoslawien passiert ist, noch eine andere Dimension bekommen hat, zu transportieren versucht haben. Es kam uns bei „Dämonen" darauf an, den existentiellen Grund des Romans, der für uns wieder modern ist, zu entdekken. Und man fängt an mit dem Anfang, der so wunderbar ist, weil er mir entspricht. Da ist ein Stück Oblomov vorhanden, der einfach daliegt. Das Drogenverhalten hat sich ja verändert: Früher hat man Alkohol getrunken, *die*

Droge im Osten, und mit dem Restalkohol konnte man am nächsten Tag ungeheuer produktiv, schnell, verführerisch und unprätentiös, das heißt zynisch-kindlich arbeiten. Man hat die Maschine so schnell befeuert, daß sie im Nu V-Max. erreichte, und dann ist alles automatisch rausgefeuert worden. Der gleiche Alkoholkonsum löst heute etwas anderes aus: er macht depressiv! Ich kucke in den Himmel, und wenn er grau ist, denke ich: das ist schlimm, und daß ich etwas mache, was mir überhaupt keinen Spaß macht. Wenn der Himmel schön ist, denkt man, man müßte etwas ganz anderes tun. Das hat nichts mit der Abbildung von Wirklichkeit durch Kunst zu tun, sondern es kann dann einfach sein, daß man mit Hölderlin sagt: Komm ins Offene, Freund, – während man bei grauem Himmel Motivation finden muß, sich aus der Depression rauszureißen. Und das ist Oblomov! Oblomov liegt den ganzen Tag und denkt: ich könnte ja, wenn ich wollte, aber ich will nicht mehr, und schon aufzustehen, sich den Morgenmantel anzuziehen, sich eine Tasse Schokolade zu brauen, ist ungeheuer anstrengend und eigentlich auch so sinnlos. Und gleichzeitig muß man über dieses Phänomen der eigenen Verwöhntheit lachen, und dann ist man wieder an dem Punkt, wo ich sage: ein Schuß Marx-Brothers ist wichtig! Die Anfangsszene zwischen Stepan Trofimowitsch und Warwara Petrowna ist solch eine Situation. Jemand sagt, ich müßte endlich meine Forschungen über die spanische Geschichte wieder aufnehmen, ich müßte protestieren, ich müßte eigentlich... ich müßte... Jeden Tag in der Frühe denke ich, ich müßte etwas tun, um dieses Theater zu einem wichtigen Theater zu machen, und denke mir: es kommt so wie es kommt, es ist zuviel Anstrengung in einer Welt, die – da war ich vielleicht auch nie Marxist – immer komplizierter zu erkennen und zu beherrschen ist. Und jetzt ist schon die Erkennbarkeit der Umgebung in diesem verhältnismäßig kleinen Deutschland für mich so unmöglich geworden, daß ich mich auf dieses gemeinschaftliche Abenteuer Volksbühne zurückziehe, was ja eher etwas Unpolitisches ist. Aber manchmal gibt es dann so freudige Erregungen wie die mit Herrn Schlingensief, und der öffnet dann die Welt, das ist sehr schön.

Und Sie?

Die Grundsituation, in der sich Stepan und Warwara Petrowna befinden, bildet etwas sehr Privates ab; es ist wie zwischen alternden Pärchen, die sich mal sehr geliebt, aber ihre Liebe nicht auf einen existentiellen Endpunkt zu gelebt haben, sich etwa zu scheiden, sich totzuschlagen, Kinder zu haben – und daher kommt das endlose Oblomovsche Schwadronieren, bis mit einem Mal etwas Affektives aus dem Ausland kommt, die Darja, der Nikolai, und endlich etwas in diesem langweiligen Märchen passiert.

Sie haben in Ihrem Programmheft Dogma 95 abgedruckt. Das ist ja eine Reduktionsmethode, die fast ein bißchen drogenähnlich ist durch den Passivismus, das Kommenlassen, das den-Buddhisten-Spielen. Ist das etwas, was Sie befolgen?

Ja und nein. Wenn man sich überlegt, daß trotz einer so reichen und prosperierenden Filmindustrie wie der deutschen und obwohl der Film in Deutschland einen hohen Stellenwert hat, die geistige Ausbeute so armselig ist, daß so eine prägende Kulturnation wie Deutschland nicht zu etwas anderem in der Lage ist als zu dem, was wir tagtäglich als Fast-Food-Film entdecken, und nicht nur in den großen Medien wie dem Fernsehen, dann...

Ach so, Dogma 95 ist Fastenkur!

Es ist zum einen mönchische Bewegung. Also: Laßt uns Film dahin bringen, wo wir herkommen. Es ist komprimierte Intellektualität, Aussage, Inhalt und nicht simulierte, uns letztlich fremde amerikanisierte Form. Es ist ein Rückzug auf Intelligenz erkennbar, und damit wird der Einzelne, der in diesen Filmen in Erscheinung tritt, ein besonderer Mensch, den ich mir gerne ankucke. Derjenige, der sich in der Schneelandschaft Rußlands sagt: Warum soll ich weitergehen, wenn ich weiß, daß ich die tausend Kilometer bis nach Stalingrad nicht schaffe, also lege ich mich hin und habe nochmal ein paar Bilder vom Tod oder vom Leben in dieser Todeslandschaft Schnee. Der Einzelne wird wieder erkennbar. Und diese Filme sind, man kann das ganz cool sagen, auch wieder sexy geworden, weil man sich auf den Einzelnen konzentriert. Das andere ist: Alles, was mir zu dogmatisch erscheint, was ich akademisch im Nicht-Akademischen abhandeln müßte, würde mir nicht gefallen. Ich bin psychopathogen in dem Sinne, daß ich querulatorisch alles, was weiß ist, schwarz sehe und umgekehrt. So war ich jedenfalls im Osten und das war im Ansatz das einzig Politische daran.

Als fahrender Sänger bei den dänischen Mönchen mal zu Gast zu sein...

Das ist wunderbar! Wir haben ja den Jens Albinus, der bei uns gearbeitet hat und arbeiten wird, der Hauptdarsteller von den „Idioten“. Die Idiotie als Widerstandsform gegen den sich so selbstgefällig gebärdenden neuen Liberalismus zu begreifen, das ist eine auch bei Dostojewski nicht ganz unbekannte Ausgangsgröße. Es ist ein wunderbarer Film in seiner Grundpolemik und in seiner Art, Geschichten von Menschen zu erzählen. Man muß das Besondere rekrutieren und – wie Ibsen sagt – muß es sich mit der kompakten Majorität anlegen, das ist die Verpflichtung zur Subversivität. Gleichzeitig weiß man – was Dostojeski beschreibt –, daß dieser Sonderweg des Einzelnen letztlich im Schigaljowismus, im totalen und unverklärten Despotismus endet. Diese merkwürdige Dialektik, die die mit dem Film erreicht haben, finde ich wichtig. Das gefällt mir sehr, muß man aber nicht nachmachen.

Was machen Sie anders, daß da so viele neue Gesichter entstehen und man dieses Theater nach fünf Minuten auf der Bühne erkennt.

Wir machen eigentlich auch nichts anderes als Dogma. Als ich hierher kam vor zehn Jahren und diesen Bau übernommen habe, hätte ich ja sagen können, daß ich ideale Bedingungen brauche, die eigenen Untergrundkämpfer meines Offs. Ich sagte mir aber immer: Was ich vorfinde, das nehme ich auch. Und das waren Gute und Böse, Alte und Junge, Schöne und Häßliche. All das kann man verdichten, wenn man sich auf den Einzelnen einläßt und in der Lage ist, für ihn Geschichten zu schreiben. Ich kann nicht mit jedem Richard III. machen, aber ich kann Adaptionen davon schaffen, wenn ich Phantasie habe. Phantasie ist ein Treibstoff, der manchmal im Theater in Mißkredit gerät, auch weil so wenige dazu Lust haben, sich sehr bescheiden auf das einzulassen, was man vorfindet. Und wenn man einen Gegenstand von allen Seiten betrachtet, kann der eine Schönheit gewinnen. So haben wir sehr genau gekuckt, mit wem wir was machen.

Ist das so wie auf dem Jahrmarkt? Da gibt's doch solche Spiegel, und wenn man sich davorstellt, ist man entweder dick oder dünn oder verzerrt zu sehen und hat seinen Spaß daran, was man am bloßen Spiegelbild ja nicht hätte. So könnten Sie Faust II aufführen und es wäre die Spiegelung dieses Theaters.

Ist es immer. Ich habe ja ab und zu ein paar Streifzüge ins Genre Oper oder in die Operette gemacht, und wenn ich die Widerstandsfähigkeit dieses alten Apparats sehe – ich weiß das als Kulturphänomen durchaus zu schätzen –, dann macht es mir nicht wirklich Spaß, weil ich dann ein Arrangeur bin, der das zu reproduzieren hat, was tausendmal vorgeformt ist. Dazu bin ich zu sehr der Querulant, der etwas anders sehen muß, nicht zerstören, aber anders sehen. Wichtig ist mir, daß ich die Haltung, die Würde des Einzelnen, wenn man so will, sehen möchte.

Die Frau Ebner in der „Fledermaus" kommt ja bei Ihnen zu ihrem Recht. Sie wird als Adele fast zur Hauptperson des Stückes ausgebaut. Das ist das Authentische, worauf Sie beharren, und dafür dürfen Sie alles durchkürzen, was Strauß oder der Texter damals entwickelt hat.

Ich glaube, daß das nur Verlagerungen sind. Länder oder Nationen erhalten eine bestimmte Wichtigkeit im Verlauf der Weltgeschichte, trotzdem bleibt zum Beispiel Rußland ein großes Land. Alles ist vorgezeichnet, aber die Prämissen verändern sich. Das heutige Rußland springt eigentlich aus dem 19. ins 21. Jahrhundert, das 20. Jahrhundert ist dazwischen nicht vorhanden. Es macht keinen organischen Prozeß durch, aus dem westeuropäische parlamentarische Demokratie wächst, sondern es spielt sich dort ein hysterischer Prozeß ab. Und ganz ähnlich ist es mit Stücken: Alles ist vorhanden, wie es war, es verändern sich aber die Prioritäten, die Gewichtung ist heute eine andere. Ich bin natürlich zum interpretativen Zugriff unbedingt verpflichtet, vor allem wenn ich subventionierte Kunst mache. Ich muß den Leuten eine neue Sichtweise auf die Welt anbieten. Die einzige Provokation ist doch, daß die Leute sagen: Nein, so sehe ich diese Welt nicht, ich sehe sie viel leichter, ich kann mich an den verschiedenen Sachen viel mehr erfreuen. Ich muß eine subjektive Haltung des Individuums provozieren, deshalb bin ich verpflichtet, Umgewichtungen innerhalb eines Textes vorzunehmen. Wenn bei mir 12 Leute sind – und in diesem Sinn sagte ich: Dogma –, dann hat jeder das Recht auf Individualität. Es gibt bei mir nicht den einzelnen Auftritt: Herr Graf, die Pferde sind gesattelt, weil ich das für jemanden, der auf einer Bühne erscheint, demütigend finde, und zwar menschlich, nicht schauspielerisch.

Für mich ist es interessant, Hochprofessionelles und das Besondere im Dilettantischen so zusammenzubringen, daß alles zusammengehört.

Ich habe noch nie ein so unkriegerisches männliches Duell gesehen wie in Ihrem Film.

Da kam der Ton noch zu mir und sagte, man müsse das akustisch verstärken, daß wir ein bißchen Action haben. Aber die Pissigkeit des Vorgangs muß auch mit der Pissigkeit der Geräuschkulisse kombiniert werden. Und eigentlich sind die Naturgeräusche das Wichtigste, die so überdimensional und authentisch vorhanden sind. Das Kriegerische liegt in jemandem wie Stawrogin: er weiß ja selbst, in diesem Todesduell wird er nicht sterben, weil sein Gegenüber so gar kein Gegenüber ist. Und schon diese Traurigkeit, niemanden zu finden, der sich als Duellant wirklich eignet.

# Das Beste im Leben ist die Blausaeure

Fürst Walkowskis Rat an einen jungen Dichter
von Fjodor Dostojewski

„Was ist denn kein Unsinn?"
„Kein Unsinn ist die Persönlichkeit, bin ich selbst. Alles ist für mich da, die ganze Welt ist für mich erschaffen. Wissen Sie, mein Freund, ich glaube noch daran, da es sich auf der Welt gut leben läßt. Und das ist der allerbeste Glaube, denn ohne ihn kann man nicht einmal schlecht leben und müßte sich vergiften. Wie man sagt, hat irgend so ein Dummkopf das auch getan. Er hatte das Philosophieren so weit getrieben, daß er alles, aber auch alles negierte, selbst die Berechtigung aller normalen und natürlichen menschlichen Verpflichtungen, und so kam es dahin, daß ihm nichts mehr blieb; das Resultat war gleich Null, und da verkündete er, das Beste im Leben sei die Blausäure. Das sei ein zweiter Hamlet, werden Sie sagen, daraus spreche unendliche Verzweiflung, kurz und gut etwas so Grandioses, wie es uns nicht einmal im Traum einfalle. Aber Sie sind ein Poet, ich hingegen nur ein einfacher Mensch, und darum behaupte ich, daß man die Sache unter einem ganz einfachen, praktischen Gesichtswinkel betrachten muß. Ich zum Beispiel habe mich schon längst von allen Fesseln und sogar von allen Verpflichtungen befreit. Ich halte mich nur dann für verpflichtet, wenn mir das irgendwelchen

Nutzen bringt. Sie können die Dinge natürlich nicht so ansehen; Ihre Füße sind gefesselt, und Ihr Geschmack ist krank. Sie sehnen sich nach einem Ideal, nach Tugenden. Ich bin ja gerne bereit, mein Freund, alles, was Sie wollen, zuzugeben; aber was soll ich denn machen, wenn ich ganz genau weiß, daß allen menschlichen Tugenden der größte Egoismus zugrunde liegt! Und je tugendhafter eine Sache ist, desto größer ist der Egoismus. Liebe dich selbst! – das ist die einzige Maxime, die ich gelten lasse. Das Leben ist ein Geschäft; werft euer Geld nicht zum Fenster heraus, aber bezahlt von mir aus für eine Gefälligkeit, und ihr erfüllt damit sämtliche Verpflichtungen eurem Nächsten gegenüber – das ist meine Moral, wenn Sie unbedingt wert darauf legen, wiewohl ich Ihnen gestehen muß, daß es meiner Meinung nach besser ist, seinem Nächsten nichts zu bezahlen, sondern ihn dahin zu bringen, daß er einem die Gefälligkeit umsonst erweist. Ideale habe ich nicht und will ich auch nicht haben; ich habe niemals Sehnsucht danach verspürt. Auch ohne Ideale läßt es sich ja so amüsant, so prächtig auf der Welt leben – und en somme bin ich froh, daß ich ohne Blausäure auskomme. Wäre ich nämlich tugendhafter, so würde ich vielleicht nicht ohne sie auskommen, wie jener Dummkopf von Philosoph – ganz gewiß ein Deutscher. Nein! Im Leben gibt es noch so viel Schönes! Ich liebe Ansehen, Rang, ein gutes Hotel und hohen Einsatz beim Kartenspiel. (Ich spiele schrecklich gern Karten.) In allererster

Linie jedoch die Frauen; und zwar jeglicher Art. Ich liebe sogar das heimliche, anrüchige Laster, ein bißchen ausgefallener und origineller, zur Abwechslung sogar mal mit etwas Schmutz. Hahaha! Wenn ich so Ihr Gesicht sehe – mit welcher Verachtung Sie mich jetzt anschauen!"

„Da haben Sie recht", erwiderte ich.

„Nun, nehmen wir an, Sie hätten ebenfalls recht, so ist doch in jedem Falle ein bißchen Schmutz besser als Blausäure. Nicht wahr?"

„Nein, da ist doch die Blausäure besser."

„Ich habe absichtlich gefragt: 'Nicht wahr!', um mich an Ihrer Antwort zu weiden; ich kannte sie schon im voraus. Nein, mein Freund, wenn Sie ein wahrer Menschenfreund sind, wünschen Sie allen klugen Menschen den gleichen Geschmack, den ich habe, sogar mit ein bißchen Schmutz; sonst hat ja ein kluger Mensch bald nichts mehr auf der Welt zu suchen, und übrig bleiben nur noch die Dummköpfe. Wäre das ein Glück für sie! Gibt es doch jetzt schon das Sprichwort: Die Dummen haben immer Glück. Und wissen Sie, es gibt nichts Angenehmeres, als mit Dummköpfen zusammenzuleben und ihnen immer beizupflichten – das ist recht vorteilhaft! Wundern Sie sich nicht, daß ich auf gewisse Vorurteile noch großen Wert lege, an bestimmten Konventionen festhalte und nach Ansehen und Einfluß trachte; ich sehe ja, daß ich in einer hohlen Gesellschaft lebe, aber einstweilen ist es in ihr noch wohlig warm, und so rede ich ihr nach dem Munde, tu so, als träte ich für sie ein, doch bei Gelegenheit bin ich der erste, der sie im Stich läßt. Ich kenne ja all eure neuen Ideen, obschon ich nie unter ihnen oder überhaupt unter etwas zu leiden hatte. Gewissensbisse habe ich mir niemals wegen etwas gemacht. Ich bin mit allem einverstanden, wenn es mir nur gutgeht; die Zahl derer, die wie ich sind, ist Legion, und uns geht es wirklich gut. Mag alles auf der Welt zugrunde gehen, wir gehen niemals unter. Uns gibt es, seit die Welt besteht. Mag die ganze Welt versinken, wir kommen immer wieder an die Oberfläche. Apropos, schauen Sie doch nur einmal, wie vital Leute unseres Schlages sind. Wir sind doch beispielhaft, phänomenal zählebig. Ist Ihnen das noch nie aufgefallen? Die Natur selbst begünstigt uns also, hähähä! Ich will unbedingt neunzig Jahre alt werden. Der Tod ist mir ein Greuel, und ich habe Angst vor ihm. Weiß der Teufel, auf welche Weise man einmal sterben muß. Doch wozu davon sprechen! Dazu hat mich nur der Philosoph, der sich vergiftet hat, provoziert. Zum Teufel mit der Philosophie! Buvons, mon cher! Wir hatten doch schon angefangen, von hübschen Mädchen zu reden...

# Wie man Erniedrigung geniesst

Dostojewski hat unser Selbstbild verändert

von Orhan Pamuk

Wir alle kennen die Genüsse der Erniedrigung. Na schön, ich drücke es so aus: Wir alle haben Zeiten erlebt, in denen wir entdeckten, wie angenehm es ist, sich zu erniedrigen. Wir wissen, wie es ist, wenn wir uns auf einmal von dieser ganzen moralischen Last befreien, so zu sein wie alle anderen, wenn wir mit Zorn uns immer aufs neue wiederholen, so als wollten wir uns selbst davon überzeugen, daß wir nichts wert und ein Stück Dreck sind. Von anderen erniedrigt zu werden oder den anderen zuvorzukommen und sich gleich selbst zu demütigen läuft am Ende auf das gleiche hinaus. Das ist die Stelle, an der wir plötzlich ganz wir selbst werden, uns inmitten unseres eigenen Gestanks, unseres Schmutzes und unserer Angewohnheiten wohl fühlen und aufgeben, über den Rest der Menschheit positive Ansichten zu hegen. Dieser letzte Ort ist derart gemütlich, daß wir uns der Wut und dem Egoismus, die uns so weit gebracht haben, immer wieder fast dankbar erinnern.

Als ich nach dreißig Jahren Dostojewskis „Aufzeichnungen aus einem Kellerloch“ zum zweiten Mal las, dachte ich, genau diese Ansichten würden durch dieses Buch demonstriert. Dabei hatten mich bei meiner ersten Lektüre mehr als die Freuden und die Logik der Erniedrigung die Wut des Helden, seine Einsamkeit in der urbanen Umgebung St. Petersburgs und seine ätzende, amüsante Sprache hingerissen. Der Mann im Kellerloch erschien mir als eine Variation Raskolnikows aus „Schuld und Sühne", die ihr Schuldgefühl abgeworfen hatte. Entsprechend verhalf sein Zynismus dem Helden zu seiner so unterhaltsamen Logik. Mit achtzehn Jahren waren die „Aufzeichnungen aus einem Kellerloch" für mich wichtig gewesen, weil sie vieles offen zur Sprache brachten, was ich in Istanbul erlebte, fühlte und – ohne zu wissen, daß ich es kannte – wußte.

Sofort und ohne Mühe konnte ich zahlreiche Eigenschaften des Helden, der sich von seiner Umwelt zurückgezogen hatte, an mir selbst wiederfinden. Zuallererst seine Behauptung, es sei ungehörig, länger als vierzig Jahre zu leben (als Dostojewski seine vierzigjährigen Helden das sagen ließ, war er selbst dreiundvierzig). Dann, daß er fand, ihm fehle die Verbindung zum Leben in seinem eigenen Lande, wie er von westlichen Büchern vergiftet sei; daß er dachte, jede Form von Bewußtsein sei eine Krankheit; daß er bemerkte, daß seine Leiden nachließen, wenn er sich selbst für schuldig hielt; daß er sein Gesicht für ziemlich dumm hielt; daß er Spiele spielte wie: „Kann ich dem Blick dieses Mannes da standhalten?" Diese Eigenheiten des Helden, die ich auch bei mir wiederfand, verbanden mich mit ihm und sorgten dafür, daß ich seine „Exzentrik und Fremdheit" mir unbefragt zu eigen machte. Den tieferen Sachverhalt, den das Buch und sein Held andeuteten, habe ich mit achtzehn Jahren vielleicht gefühlt, aber ohne weiteres Nachdenken vergessen, weil er mir nicht gefiel, ja unheimlich war. Heute nun, bei meiner zweiten Lektüre, kann ich mit größerer Gelassenheit sagen, was für mich das wirkliche Thema des Buches ist und ihm eigentlich seine Kraft gibt: der Neid, die Wut und der Stolz, kein Europäer zu sein. Als ich achtzehn Jahre alt war, habe ich diesen Zorn des Mannes aus dem Kellerloch, mit dem ich mich doch so leicht identifiziert hatte, mit einer individuelleren Isolation von der Gesellschaft verwechselt. Weil es mir – wie allen verwestlichten Türken – gut gefiel, mich für europäischer zu halten, als ich war, dachte ich, was den Mann, den ich so sehr mochte, in das Kellerloch verbannte, sei eine philosophische Grille, kein psychologisches Problem, das mit Europa zu tun hatte. Die europäischen Denker von Nietzsche bis Sartre oder der Ende der sechziger Jahre in der Türkei modische Existentialismus erklärten mir die Sonderbarkeit des Mannes aus dem Kellerloch mit Begriffen, die mir sehr „europäisch" vorkamen. So entfernten sie mich weiter von den Dingen, die das Buch mir ganz allein zuflüsterte.

Um besser verstehen zu können, welche Geheimnisse die „Aufzeichnungen aus einem Kellerloch" einem zuwispern, der wie ich am Rande Europas in ständigem Ringen mit europäischem Gedankengut lebt, muß man einen Blick auf die Jahre werfen, in denen Dostojewski diesen seltsamen Roman schrieb.

Ein Jahr zuvor, 1863, war Dostojewski zu seiner zweiten Europareise aufgebrochen, die als ein völliger Mißerfolg enden soll. Er hofft, der Krankheit seiner Frau, dem Scheitern der von ihm herausgegebenen Zeitschrift „Die Zeit“ und St. Petersburg zu entkommen. Außerdem plant er, sich mit seiner Geliebten Apollinaria Suslova, die fünfundzwanzig Jahre jünger ist als er, in Paris heimlich zu treffen. (Deswegen wird er sich auch vor Turgenjew verbergen, als sie sich später in derselben Stadt treffen.) Aber mit einer für Dostojewski typischen Unentschlossenheit fährt er zunächst – statt zu seiner Geliebten nach Paris – nach Wiesbaden zum Glücksspiel und verliert eine Menge Geld. Diese Pechsträhne setzt sich im Verhältnis zu seiner mitleidlosen Geliebten fort. Während die Suslova auf Dostojewski wartet, legt sie sich einen Geliebten zu, ohne dies Dostojewski bei seiner Ankunft zu verheimlichen. Tränen, Drohungen, ständige Bitten, Selbsterniedrigungen, Haß, ständige Niedergeschlagenheit und Hilflosigkeit: Dostojewski erlebt alles, was später im „Spieler“ und im „Idioten“ seine männlichen Helden durchleben, die sich neben starken und hochmütigen Frauen erniedrigen und ihr Leiden in eine Art Demonstration ihres Stolzes verwandeln.

Als sich Dostojewski mit dem Gefühl der Niederlage von seiner Geliebten trennt und nach Rußland zurückkehrt, erfährt er, daß seine schwindsüchtige Frau im Sterben liegt. Sein Bruder Michael versucht, als Ersatz für die eingegangene Zeitschrift eine neue Lizenz zu erhalten, scheitert dabei aber ein ums andere Mal. Schließlich wird die Genehmigung gegeben (die Zeitschrift heißt „Epocha", das Zeitalter), aber ihr Geld reicht nicht: Die Januar-Nummer erscheint erst im März, und das Layout ist fürchterlich schlecht. Als die „Aufzeichnungen aus einem Kellerloch" unter diesen Umständen im „Zeitalter" veröffentlicht werden, erscheint in ganz Rußland keine einzige Besprechung des Romans.

Woran wir uns als zweites erinnern müssen, ist, daß die „Aufzeichnungen aus einem Kellerloch" zuerst als Essay entworfen worden waren. Dostojewski hatte beabsichtigt, eine Kritik zu Tschernischewskis Roman „Was tun?" zu verfassen, der ein Jahr zuvor erschienen war. Dieses Buch, unter westlich orientierten und reformistischen Jugendlichen sehr beliebt, war nicht nur ein Roman, sondern trug auch die Züge eines Lehrbuchs des aufklärerischen Optimismus. Ich kann gut nachfühlen, was an diesem Buch Dostojewskis Zorn verursachte, weil es in den siebziger Jahren ins Türkische übersetzt und mit einem gegen Dostojewski gerichteten Vorwort (er sei reaktionär, pessimistisch, kleinbürgerlich) in Istanbul veröffentlicht wurde. Es wurde von jungen

Kommunisten, die die Sowjetunion bewunderten, mit der gleichen kindlichen, utopistischen Verblendung begrüßt.

Bei diesem Zorn handelt es sich weniger um einen Anti-Okzidentalismus als um eine Revolte gegen die Weise, wie europäisches Gedankengut im eigenen Lande verwendet wird. Mehr als die Phantasterei hinter dem Utopismus erzürnt Dostojewski die primitive Freude, die aus ihm geschöpft wurde. Er hält es nicht aus, wie die russischen Intellektuellen mit jedem aus Europa neu eingetroffenen Gedanken zu glauben, alle Geheimnisse der Welt verstanden zu haben. Deswegen stritt Dostojewski nicht gegen die primitive „deterministische Dialektik" Tschernischewskis, sondern dagegen, wie dieser Gedanke gelebt wurde: gegen das Glücks- und Erfolgsgefühl, das von ihm ausging.

Dostojewski behauptet oft, daß die prowestlichen russischen Intellektuellen den Kontakt zum Volke verloren hätten. Ich glaube, das ist nur ein Vorwand. Damit Dostojewski an einen Gedanken glaubte, mußte dieser Gedanke „erfolglos" sein. Hinter dem Abscheu und Haß, den Dostojewski in den 1860er Jahren in sich gegen die prowestlichen Modernisten zu nähren begann, steckte, daß deren Gedanken „erfolgversprechend" aussahen.

Eigentlich ist das Problem verwickelter und dunkler, wie überall, wo an dem Gegensatz von Ost und West, Europäer oder Einheimischer gelitten wird.

Denn Dostojewski hielt die Gedanken der Materialisten, gegen die er wütend protestierte, zugleich für „richtig". Erinnern wir uns zunächst daran, daß Dostojewski ein Ingenieur war, der eine moderne Erziehung genossen hatte; seine Weltsicht hatte sich aus diesen Gedanken zusammengesetzt. Wir können annehmen, daß er gerne die Fähigkeit gehabt hätte, anders, nämlich „russischer" zu denken, aber er unterzog sich keiner solchen Bildung. Noch am Ende seines Lebens werden wir in den Notizen, die er in den Jahren machte, als er die „Brüder Karamasov" schrieb und sich für die Biographien russisch-orthodoxer Mystiker interessierte, Zeuge, wie unwissend Dostojewski auf diesen Gebieten war. Auch ist der Schluß wohl nicht falsch, Dostojewski habe angenommen, das aus Europa stammende Gedankengut (mit Ausnahme des Individualismus) werde sich auch in Rußland durchsetzen.

Aber ich muß wiederholen: Wogegen Dostojewski sich wandte, ist nicht der Inhalt der Verwestlichung, sondern ihre Notwendigkeit, das begleitende Erfolgsgefühl. Wir sollten uns erinnern, daß in Dostojewskis Wortschatz Überheblichkeit die größte aller Sünden ist und die Vokabel „stolz" nur als Schimpfwort verwendet wurde. Als er zwei Jahre früher seine erste Europareise in seinen „Winterlichen Aufzeichnungen über sommerliche Eindrücke" beschrieb, brachte er die Laster des Westens (Individualismus, Geldgier, Bürgerlichkeit) stets mit Überheblichkeit und Stolz in Verbindung. In einem

Moment äußerster Wut schrieb er sogar, daß die englischen Priester reich genug seien, um sich ihren Stolz leisten zu können. Auch die Franzosen hätten einen überheblichen, geradezu adligen Zug an sich, weil sie Hand in Hand auf der Straße spazierten. Achtzig Jahre später sollte Sartre in seinem Roman „Der Ekel", einem Buch im Geiste der „Aufzeichnungen aus einem Kellerloch", eine ganze Welt auf diese Beobachtung gründen.

Daß Dostojewski auf der einen Seite wußte, daß in Rußland nur durch Verwestlichung etwas zu erreichen sei, aber andererseits die verwestlichten Intellektuellen verabscheute, ist der Grund für die Originalität der „Aufzeichnungen". Alle Dostojewski-Spezialisten sind sich einig, daß dieses Buch den Auftakt zu seinen großen Romanen bildet. Um so interessanter darum, zu betrachten, was Dostojewski an diesem Punkte seines Lebens aus der Spannung zwischen seinem Wissen und seiner Abscheu gemacht hat.

Gut, daß Dostojewski die Kritik an Tschernischewskis Roman, die er seinem Bruder versprochen hatte, nie verfaßte. Ein Grund mag gewesen sein, daß er keinen kritischen Essay allein gegen eine Logik verfassen konnte, die er für richtig hielt. Doch auch so ist die erste Hälfte der „Aufzeichnungen" beinahe ebenso ein Essay wie ein Roman geworden; hin und wieder wurde sie separat veröffentlicht.

Diese berühmte erste Hälfte des Romans besteht aus dem wütenden Monolog eines St. Petersburgers, der nach einer kleinen Erbschaft auf seinen

Beamtenposten verzichtet und sich aus der Gesellschaft in sein „Kellerloch" zurückzieht. Zunächst attackiert dieser Held eine Ansicht, die Tschernischewski als „vernünftigen Egoismus" bezeichnet hat. Danach ist der Mensch seiner natürlichen Veranlagung nach „gut" und begreift es als einen Vorteil, wenn er vernünftig handelt. So wird er selbst dann eine utopische Gesellschaft gründen, wenn er nur seinen eigenen Vorteil verfolgt. Anders aber der Mann im Kellerloch: Als erstes zeigt er, daß der Mensch selbst dann nicht immer im eigenen Interesse handelt, wenn er klar sieht, worin es besteht. (Man kann das so lesen: „Verwestlichung liegt im russischen Interesse, trotzdem wehr ich mich dagegen.") Dann legt er dar, daß der Mensch ein verwikkelteres Verhältnis zum „vernünftigen" Handeln hat: „Die ganze Kraft des Menschen liegt darin, zu beweisen, daß er keine Schraube, sondern ein Mensch ist ... Deshalb tun wir nicht das, was man von uns erwartet, sondern etwas Unsinniges." Der Mann aus dem Kellerloch wehrt sich gegen die wissenschaftliche Vernunft, die stärkste Waffe des Westens, indem er sogar dagegen protestiert, daß zwei mal zwei vier ergeben.

Wichtig ist, daß Dostojewski für solche Überlegungen einen glaubhaften Helden schafft. Was in seinen späteren Romanen deutlich hervortreten und was ihn als Romancier eigentlich ausmachen wird, sind die Entdeckungen, die er dabei macht: gegen den eigenen Vorteil zu handeln, aus Schmerz Lust ziehen, plötzlich mit Leidenschaft das genaue Gegenteil davon mit Leidenschaft verteidigen ...

Schauen wir uns die folgende Erfahrung an, die der Mann aus dem Kellerloch durchmacht: Als er eines Abends an einer üblen Kneipe vorbeigeht, sieht er drinnen, wie sich Männer um einen Billardtisch herum schlagen. Plötzlich ergreift den Mann aus dem Kellerloch Neid. Er selbst möchte wie einer dieser Männer da erniedrigt und aus dem Fenster geworfen werden. Er betritt die Kneipe, aber anstatt Prügel zu beziehen, wie er erhoffte, wird er auf ganz andere Weise gedemütigt: Ein Offizier stößt ihn zur Seite, weil er den Weg versperrt, aber er tut das, ohne ihn überhaupt wahrzunehmen.

Ich sehe in dieser kleinen Episode alle bestimmenden Elemente der späteren Romane. Wenn Dostojewski genau wie Shakespeare ein so großer Autor ist, daß er das Selbstbild des Menschen verändert hat, dann können wir hier beobachten, wie diese große Entdeckung zustande kam. Mißerfolg und Unglück hatten Dostojewski von der Welt der Gewinner entfernt. Er hatte begonnen, die prowestlichen Intellektuellen zu verabscheuen, die auf das russische Volk – und auf solche wie ihn – herabsahen. Er war in das Dilemma geraten, einerseits die Verwestlichung bekämpfen zu wollen, andererseits eine westliche Kunst, den Roman, dafür verwenden zu müssen.

Als er das Buch begann, hatte Dostojewski an seinen Bruder und Herausgeber geschrieben: „Ich weiß auch nicht, was daraus werden wird, vielleicht etwas entsetzlich Schlechtes." Die großen Entdeckungen der Literaturgeschichte werden wie das, was wir persönlichen Stil nennen, meist nicht durch berechnende Entwürfe gemacht. Wie in den „Aufzeichnungen" entstehen diese verblüffenden, befreienden Entdeckungen durch die äußerste Anstrengung eines schöpferischen Autors, der versucht, sich aus einer widersprüchlichen, unerträglichen Lage zu befreien.

Während des Schreibens mögen die Autoren selbst die Konsequenzen nicht ganz erkennen. Aber wenn heute zu unserem Menschenbild gehört, daß wir unseren Gestank, unseren Dreck und unsere Niederlagen annehmen und mögen können, daß wir akzeptieren, daß es etwas Folgerichtiges in den Genüssen der Erniedrigung gibt, dann haben die „Aufzeichnungen aus einem Kellerloch" dazu den Anfang gemacht. Mich befriedigt es, daß weite Teile der modernen Literatur gerade aus dieser quälenden Spannung erwachsen sind: ein Europäer zu sein und gleichzeitig davor eine große Abscheu zu haben.

# Die Wuerde des Menschen ist antastbar

Der kreative Umgang mit der Scham

von Jens Roselt

Wenn Blicke töten könnten, hätte Dostojewski keinen einzigen Roman zu Ende geschrieben, weil schon im ersten Kapitel alle Figuren tot umfallen würden. Blicke können nicht töten, aber sie können quälen. Deshalb sind sie eine Quelle sadistischer Lust. „Warum fixieren Sie mich derart?" – die Frage, die am Anfang von Dostojewskis Roman die Kettenreaktion der Erniedrigungen und Beleidigungen auslöst, ist ein Angriff als Verteidigung. Er gründet in einer giftigen Mischung aus Unsicherheit und Stolz. Wer sich durch den Blick des anderen angegriffen fühlt, muß einen Schutzschild hochfahren. Dieser heißt Scham.

**1.**

Scham ist die Ozonschicht des Individuums. Sie liegt wie eine Hülle um die Würde. Wir bemerken sie erst, wenn es zu spät und die Verletzung erfolgt ist. Mit Blicken, Worten und Handlungen läßt sich die Schamgrenze eines anderen übertreten, um dabei seine Integrität auf die Probe zu stellen. Wer sich schämt, wird rot im Gesicht. Der Kopf schwillt an, als hätte ein Schlag ihn getroffen. Doch der Treffer landet nicht auf der Schnauze, sondern tief im Innern. Er lädiert kein Organ. Das Ego selbst ist wund. Die Seele nicht gerührt, sondern geschüttelt. Das individuelle Erleben der eigenen Pein ist gleichzeitig ein öffentlicher Vorgang. Man wird beobachtet, durchschaut und vermag den Blicken nicht zu entrinnen. Eine indirekte Folter: jede Bewegung, jede Reaktion kann den Schmerz noch größer machen. Die Scham liegt zwischen den Menschen und geht doch vom einzelnen aus. Sie ist eine Schnittmenge zu anderen, der man sich nicht entziehen kann. Scham ist negative Selbsterfahrung und sozialer Akt. Der Soziologe Georg Simmel beschreibt es so: „Indem man sich schämt, fühlt man das eigene Ich in der Aufmerksamkeit anderer hervorgehoben und zugleich, daß diese Hervorhebung mit der Verletzung irgendeiner Norm (sachlichen, sittlichen, konventionellen, personalen) verbunden ist."

**2.**

In einer Gesellschaft, die Freiheit für ihr Markenzeichen hält, ist Scham ein probates Mittel der Kontrolle und Regulierung. Unser Leben hat werbespottauglich zu sein. Wir halten uns etwas darauf zugute, die Rechtschreibregeln zu beherrschen, fünf Jahre jünger auszusehen, als wir sind, die Familie auf Kurs zu halten und einen guten Freund zu haben, mit dem man sich richtig ausquatschen kann. Wir fühlen uns so pudelwohl wie der Golf III mit Syltaufkleber in der Doppelgarage unseres bald abgezahlten Hauses kurz vor der Spritztour zu den Salzburger Festspielen. Wer diesen Vorstellungen nicht entspricht, muß sich selbst an den Pranger stellen: Fette im Fitneßstudio. Arbeitslose im Autohaus. Für jeden Dummen findet sich eine Talkshow. Freiheit heißt: wer die Norm nicht erreicht, ist selber schuld. Der Beschämte beweist seine Unterlegenheit und akzeptiert gleichzeitig die Machtverhältnisse, die ihn unterlegen machen. Wer der unangenehmen Scham entgehen will, wird versuchen, ihr zuvorzukommen und den Normen zu entsprechen: nie schwarzfahren, nie stinken und peinlich genau darauf achten, daß es immer auch Versager gibt, die schlechter sind als man selbst. Beschämung erweist sich so als subtiles Mittel gesellschaftlichen Terrors. Sighard Neckel, der die soziale Dimension der Scham dargelegt hat, stellt fest: „Scham ist Wahrnehmung von Ungleichheit, Beschämung eine Machtausübung, die Ungleichheit reproduziert." Das Subtile daran ist, daß Scham als ein Gefühl in der abendländischen Tradition tendenziell für etwas Individuelles, Introspektives oder Subjektives gehalten wird, für etwas, das jeder mit sich selbst auszumachen hat. Die Reaktion auf Scham ist schließlich das Zurückziehen, das Verhüllen und das Verbergen. Die Kehrseite der Repression, die sich sozial ins Werk setzt, kann also nicht offen sozial ausgetragen werden, sondern ist mit nach Hause zu nehmen. Tür zu, Kette vor und schämen – Prost. Damit steht Scham in deutlichem Gegensatz zu dem anderen wichtigen Regelsystem, das die freiheitliche Grundordnung gewährleisten soll: dem Recht. Sich sein Recht zu holen, gehört zum guten Ton. Öffentlich anzuprangern, daß einem Unrecht widerfahren ist, muß einen gesellschaftlich nicht deklassieren. Unrecht kann Revolutionen entfachen. Scham hingegen treibt in Depression und Selbstauslöschung. Wer klagt schon öffentlich an, daß er sich als Mensch mißachtet fühlt und sich schämt, ein Versager zu sein. Nur indirekt kann der Affekt nach außen getragen werden. Wir schämen uns nicht, sondern sind stolz, Deutsche zu sein. Die Frage nach der Schuld wird vor Gericht entschieden, für die Scham hingegen gibt es kaum soziale Orte, an denen sie verhandelt werden kann. „Wo Mißerfolg die Scham veranlaßt", so Neckel, „kann nur künftiger Erfolg sie wieder tilgen, und wenn dieser sich nicht einstellen mag, bleibt nur Aggression und Selbstaggression übrig. Das Spektrum der sozialen Reaktionsweisen auf Scham ist daher breit gefächert: es reicht von der Selbstzerstörung bis zum Haß auf jene, die einen immer wieder in beschämende Situationen bringen; von der demütigen Konformität, der Bescheidenheit, bis zur Selbststigmatisierung; von Gehorsam und Unterordnung bis hin zu dem Versuch, die Beschämung umzukehren, sie gegen die zu wenden, die sie zunächst unternommen haben." Unerhört wird es allerdings, wenn Menschen nicht versuchen, der Beschämung durch Leistung zu entkommen, sondern sich in der Beschämung eingerichtet haben und damit die Normen verhöhnen, die den Anständigen so viel Mühe machen. Der Penner, der in die Bahnhofshalle pißt, beschämt vor allem die Frau in der Schlange am Croissant-Stand, die sich schwört, nie wieder Bahn zu fahren.

**3.**

Im 19. Jahrhundert, als die Würde noch im martialischen Gewand der Ehre auftrat, gab es eine Form, Schamkonflikte offen auszutragen: das Duell. Ein aus heutiger Sicht groteskes Ritual, das vornehmlich einer privilegierten Oberschicht (Männer, Adel, Offiziere) zur Verfügung stand. Politiker unserer Tage lassen mit ihren Beleidigungs- und Beschämungsexerzitien diese alberne Tradition unter neuen medialen Bedingungen wieder aufleben. Der Anlaß ist stets eine Nichtigkeit: ein unpassender Vergleich, ein zweideutiges Plakat und dergleichen. Traf man sich einst im Morgengrauen auf einer Wiese vor der Stadt, versammelt man sich heute zur selben Stunde im Frühstücksfernsehen. Hier geben die Sekundanten aus den Parteizentralen ihre Statements ab. Die einen demonstrieren Empörung und Betroffenheit, die anderen stimmen verhalten zu und halten alles für ein Mißverständnis. Einen tatsächlichen Konflikt scheint es gar nicht zu geben. Doch die Sache kocht hoch. Keiner kann mehr zurück. Das Ritual läuft. Es ginge nicht um ihn persönlich, flunkert der angeblich Beleidigte in einem Bild-Interview, sondern um die öffentliche Kultur: „So können wir doch nicht miteinander reden." Der Schlagabtausch folgt den gleichen kurios kodifizierten Regeln wie damals: 1. Abstand halten: Die Kontrahenten dürfen zunächst nicht in einer Sendung gemeinsam auftreten, denn dabei würden sie Gefahr laufen, sich tatsächlich zu verstehen. 2. Nacheinander in aller Ruhe schießen: Presseerklärung folgt auf Presseerklärung, ein Statement zieht das andere nach sich. Zum Showdown lädt Sabine Christiansen die beteiligten Beleidigten in ein Fernsehstudio, das nicht zufällig wie ein Globus aussieht. Eine Welt für sich: Politiker jaulen betroffen über sich selbst die Kameras voll, während wenige Meter weiter, zwischen Breitscheidplatz und Zoo, der tatsächliche Kampf um die Würde täglich in die letzte Runde geht. Im Studio sind am Ende alle zufrieden, keiner wurde richtig getroffen, und die Dienstwagen mit Standheizung warten in der zweiten Reihe. Bemerkenswert ist die Strategie, sich beharrlich so lange als Opfer darzustellen, bis der Gegner als Täter endlich Scham empfindet bzw. gezwungen ist, öffentlich den Schwanz einzuziehen. Vielleicht kann man einem Politiker im Wahlkampf keinen größeren Gefallen tun, als ihn öffentlich zu beleidigen.

**4.**

Beleidigte und Erniedrigte weben ein Gespinst von Beschämungen zwischen sich. Wanja ist erfolgloser Schriftsteller und verhinderter Liebhaber. Alle wissen von seiner unerfüllten Liebe zu Natascha. Sein zartes Werben ist immer schon durchschaut und vergebens. Selbst der Fürst rechnet ihm vor, daß er im Grunde genommen ein armes Schwein ist. Was die Beschämung auf die Spitze treibt, ist jedoch, daß sich vor Wanja selbst niemand zu schämen scheint. Alle schütten vor ihm ihr Leid aus, als sei bei diesem Versager Zurückhaltung nicht notwendig. So verhält sich auch der alte Ichmenew, dessen Geschichte ein wahrer Teufelskreis der Scham ist. Der Fürst wirft ihm öffentlich Unterschlagung und heimliche Kupplerei vor. Ichmenew bestreitet dies und strengt einen Prozeß an. Während er diesen verliert, brennt seine Tochter Natascha mit Aljoscha, dem Sohn des Fürsten, durch und gibt dessen Vorwürfen nachträglich recht. Um vor sich selbst und den anderen sein Gesicht nicht zu verlieren, verstößt er seine Tochter, die er nach wie vor über alles liebt. Die Scham wird mit Stolz verbrämt. Seine Reputation soll ein Duell mit dem Fürsten wiederherstellen. Dabei würde er zwar sterben, aber immerhin tot seine Ehre zurückgewinnen. Doch diesen lächerlichen Versuch der Selbstverteidigung weiß Wanja ihm auszureden. Das Kind Nelly stellt sich dem Druck der Scham trotzig entgegen und pocht auf die Ehrbarkeit des Bettlerdaseins. Vorher versucht Nelly jedoch, sich unterwürfig zu Diensten zu stellen. Das beschämt ihren Patron Wanja, der dieses Ansinnen zurückweist und Nelly damit um so nachdrücklicher beschämt. Auf ihrem Grabstein könnte stehen: Beschissen gelebt – aber edel gestorben. Eine der Figuren, die sich am nachhaltigsten schämen sollte, scheint dieses Gefühl jedoch überhaupt nicht zu kennen: Aljoscha. Die Mischung aus Ehrlichkeit und Ignoranz, die den Jüngling kennzeichnet, ficht Scham nicht an. Und Natascha verrät warum, er hat ja keinen Charakter. Da ist kein Selbst, das sich in der Scham erfahren könnte. Vielleicht ist er die einzige Figur, die man beneiden kann. Er bekommt alles: die Frau (Katja), das Geld, den Schutz seines Vaters und die Möglichkeit zurückzukehren. Ihm verzeihen die anderen Figuren, was sie sich selbst nicht verzeihen können: inkonsequent zu sein, gegen die eigenen Ansprüche an sich selbst munter zu verstoßen und sich fidel von einer Sekunde zur anderen selbst zu vergessen. Aljoscha ist gegen die Macht der Blicke immun.

**5.**

Diese Geschichte ist im Theater gut aufgehoben, denn auch hier spielt Ungleichheit eine wichtige Rolle: mächtige Regisseure, eitle Schauspieler, verklemmte Zuschauer und dramaturgische Dramaturgen. Zeigen und Verhüllen bzw. Beobachten und Durchschauen kennzeichnen die Theatralität der Scham und die Schamhaftigkeit des Theaters. Dies belegt ein theatralischer Blick in die Bibel: im Paradies wird nicht Theater gespielt. Der Schöpfer gibt sich alle Mühe. Er ist Autor und Regisseur, Beleuchter, Bühnenbildner, Kritiker und Zuschauer in einem. Dennoch will in den ersten Akten der Schöpfungsgeschichte ein Drama nicht recht zustande kommen. Und auch als Performance kann man die Genesis nicht gelten lassen, denn dem Schöpfer fehlt, was auch heute noch eine Voraussetzung theatralen Handelns ist: Präsenz. So schafft er zwei Menschen, zwei nackte Körper, nach seinem Ebenbild. Doch als Schauspieler taugen Adam und Eva nicht. Wenn Gott durch den Garten geht, stehen sie wie Statisten in der Landschaft herum und zeigen dabei gar keine Ähnlichkeit zum Schauspielerdasein, denn sie sind ehrlich, unschuldig und, was das Schlimmste ist, beide sind mit sich und ihrem Job noch zufrieden. Wahrscheinlich liegt das daran, daß sie kein besonderes Interesse an sich selbst zeigen, an der Frage, wer sie sind und wozu überhaupt. Dramaturgisch etwas plump wird deshalb die Schlange eingeführt. Sie weckt den Drang nach Wissen und Erkenntnis. Nach dem Biß in die verbotene Frucht legen Adam und Eva sofort schamhaft Kostüme an, doch als Gott sie ruft, zeigt sich, daß sie vom Schauspielerberuf immer noch nichts gelernt haben. Brav treten sie hervor und machen noch nicht einmal den Versuch, dem Herrn etwas vorzugaukeln. So viel Einfalt macht Gott grausen, und er schmeißt die beiden aus dem Paradies. Das Welttheater beginnt. Der Mensch macht sich zum Thema. Die Funktionen von Zuschauern, Autoren, Kritikern und Schauspielern differenzieren sich, wenngleich deren einzelne Vertreter einen zuweilen göttlichen Gestus nicht ganz abstreifen konnten. Schon die nächste Generation zeigt den ersten Schauspieler.

Sein Name ist Kain, und er neigt zum tragischen Fach. Seinen großen Auftritt hat er in der Szene, da Gott ihn nach dem Verbleib seines Bruders fragt und er den Unbedarften und Unschuldigen, der er nicht mehr ist, nurmehr spielt und rhetorisch sehr geschickt antwortet: Soll ich meines Bruders Hüter sein? Nicht schlecht – aber unglaubwürdig. Daß ihm der Schöpfer die Rolle nicht abnahm, dürfen wir weniger seiner schauspielerischen Leistung anrechnen, als mehr der theatralen Dimension der gesamten Begegnung. Denn natürlich wußte Gott von vornherein, was gelaufen war. Er wollte Kain beschämen. Der Herr wollte nur mal sehen, wie Kain sich aus der Affäre zieht. Wie er um sein Leben spielt. Wie er sich selbst verleugnet, weil es um ihn selbst geht. Wie er aus Scham die Maske anlegt. Was Gott von seinem ersten Schauspieler tatsächlich hielt, wissen wir nicht, auf alle Fälle bedachte er ihn mit einer Strafe, die bis zum heutigen Tag das Los vieler Schauspieler ist. Er wird nie mehr seßhaft, findet kein Zuhause und zieht auf der Suche nach sich selbst durch die Welt.

## 6.

Theater ist ein Ort der Zurschaustellung, wo das Spannen kultiviert wird. Der amerikanische Psychoanalytiker Léon Wurmser hat gezeigt, daß Scham auf zwei Grundimpulsen kulturellen Handelns basiert, die er Theatophilie und Delophilie nennt. Theatophilie ist das Verlangen zu beobachten, zu schauen und zu bewundern oder durch intensives Schauen das Beobachtete zu beherrschen oder sich mit ihm zu vereinigen. Während Delophilie dagegen die Zeigelust benennt, den Wunsch sich auszudrücken, sich vor anderen zu inszenieren und so zu beeindrucken. Das Theater, dessen spezifische Medialität darin besteht, daß Zuschauer und Akteure gleichzeitig in einem Raum für eine bestimmte Zeit zusammenkommen, ist damit auch ein Ort, an dem die Bedingungen von Scham und Beschämung sozial verhandelt werden. Während der Volksmund gerne mal vor Scham im Boden versinken möchte, ist es ein kurioser Zufall, daß der Bühnenboden fast jeden deutschen Stadttheaters die technischen Voraussetzungen bietet, tatsächlich vor Scham zu versinken, oder sollte man sagen, aus Scham emporzufahren? Die Protagonisten dieses Vorgangs sind die Schauspieler. Was die Spannung des Schauspielens markiert, macht dies aus: sich zeigen und verbergen, vorwagen und zurückschrecken, Grenzen erfahren sowie erfahrbar machen und zurücktasten. Diese Spannung wird als Scham spürbar, welche die Zuschauer anzieht, fasziniert und gleichzeitig abstößt. Wegen dieses Spiels von „Verhüllung und Entbergung, Verkleiden und Zeigen, Verrätselung und Offenbarung" ist Scham für den Theaterwissenschaftler Hans-Thies Lehmann „der affektive Kern aller Ästhetisierung". Schauspieler sind schwitzende, fettige und spuckende Unverschämtheiten, die ihre vergänglichen Körper, ihre

Falten und Runzeln den Blicken der Zuschauer preisgeben. Vielleicht zeichnet es Schauspieler sogar aus, daß sie sich ihre Scham nicht abtrainiert haben und nicht schlichtweg schamlos sind (was diesem Berufsstand seit Jahrhunderten gerne vorgeworfen wird), sondern daß sie sich der eigenen Scham aussetzen und mit ihr arbeiten – im Sinne eines Auslotens, Überschreitens und Zurückziehens. Wahrscheinlich werden sich Schauspieler, wie alle anderen Menschen auch, nicht gerne schämen, sondern lieber überlegen und kontrolliert auftreten. Doch was im Alltag immer wieder scheitert, kann auf der Bühne zum waghalsigen Experiment werden. „Sichere" Schauspieler langweilen nicht selten, denn sie wissen, ihre Mittel souverän einzusetzen. Packend kann es hingegen werden, wenn der Eindruck entsteht, hier setzt sich jemand im wahrsten Sinne des Wortes aufs Spiel, kommt aus der Reserve und riskiert sich vor anderen. Anders als Schuld ist Scham in einem dramatischen Diskurs schwer verhandelbar. Sie manifestiert sich nicht in erster Linie im Drama, sondern auf der Theaterbühne in der leiblichen Präsenz von Körper und Blick: Hier steh' ich nun, ich kann nicht anders. Schuld bezieht sich auf eine konkrete Tat oder Handlung. Sie ist objektivierbar und kann einer dramatischen Dialektik unterzogen werden. Scham hingegen ist Erfahrung und nicht Ergebnis. Sie führt zu keinem Urteil, sondern wird performativ vermittelt.

Wenn Blicke töten könnten, müßten die Theater einpacken, weil das Öffnen des Vorhangs ein Tötungsdelikt wäre, der Auftritt Selbstmord. Deshalb sind Schauspieler Helden, weil sie sich jeden Abend fixieren lassen, die Blicke ertragen und so stets aufs neue hinterfragen, was uns im Innersten zusammenhält: Die Würde des Menschen ist antastbar.

# Lasst euch nicht gehen

Weisheiten der Kampfkunst
von Guillaume Paoli

## Der kämpferische Geist

Ich wurde in diese Reihe „Kapitalismus und Depression“ aus zwei Gründen eingeladen, die sich scheinbar widersprechen. Zum einen stehe ich als Angehöriger der „Glücklichen Arbeitslosen“ an der Seite eines antikapitalistischen Optimismus – nämlich gegen die Vorstellung, Arbeitslose sollten deswegen depressiv sein, nur weil sie keine Arbeit haben, während diejenigen, die genau so wenig Geld haben und dafür auch noch schuften müssen, sich damit zufrieden geben sollten. Zum zweiten aber habe ich im letzten Jahr einige Texte veröffentlicht, die mir den Ruf eines verzweifelten Antimodernen und eines ultrapessimistischen Technologiegegners verschafft haben. Nun, ob mich das optimistisch oder pessimistisch stimmt, ist hier schnuppe. Es kommt darauf an, ob ich gut geschlafen und gegessen habe und noch einiges andere. Eine interessantere Frage ist meines Erachtens eher die, ob Pessimismus und Optimismus überhaupt zwei Niveaus auf einem einzigen Gefühlsthermometer darstellen, oder ob sie sich nicht eher auf zwei verschiedenen Geistesebenen abspielen. Ich denke an den berühmten Satz Antonio Gramscis, man müsse danach streben, Vernunftpessimismus mit Willensoptimismus zu kombinieren. Auf den ersten Blick erscheint ein solcher Ausdruck eher rätselhaft: Was ist denn dieser Wille, der sich von der Vernunft trennt? Ist es möglich, hoffnungslos und zielstrebig zugleich zu sein? Wie läßt sich überhaupt in einem solchen Spannungsfeld leben? Und doch wird heute wenig Phantasie nötig, um zu verstehen, was Gramsci damit meinte. Denn das dominante Muster, das überall angeboten wird, ist genau das umgekehrte: Ein völlig aufgeputschter Vernunftoptimismus, in dem der Wille keinen Platz mehr hat.

Ein Beispiel dafür läßt sich schnell finden. Ich zitiere aus dem Klappentext von „Kapitalismus und Depression I". Es ist ein Zitat von dem Soziologen Alain Ehrenberg:

„Das von den Fesseln der Moral befreite Individuum, das sich selbst schafft und zum Übermenschen tendiert, ist unsere Realität. Aber anstatt die Kraft des Übermenschen auszustrahlen, ist es zerbrechlich, sein Dasein ist mangelhaft, es ist von seiner Souveränität erschöpft und beklagt sich darüber. (...) Depression ist die Melancholie in einer Gesellschaft, in der alle gleich und frei sind (...) Depression ist die unvermeidliche Kehrseite der Souveränität des Menschen, nicht dessen, der falsch handelt, sondern dessen, der gar nicht handeln kann." [kurze Anfrage an das Publikum: erkennt sich hier jemand in so einem Porträt?]

Freiheit ist Machtlosigkeit, Souveränität ist mangelhaft! Warum auch nicht, in Zeiten der humanitären Kriege? Mein Ausgangspunkt ist natürlich das Umgekehrte. Ich habe eine solche Depressionsschau satt. Ich glaube nicht, daß wir im Reich der Gleichheit und Freiheit leben, und auch nicht, daß die Souveränität vorhanden ist – an ein solches republikanisches Märchen kann nur ein Soziologe, und erst recht ein französischer, glauben. Ich gehe aber davon aus, daß das Individuum handeln kann. Sei es nur, wenn er dem, der ihm eben jegliche Handlungsmöglichkeit verweigert, eins auf die Fresse haut. Kampf ist angesagt!

Mit Kampf meine ich keineswegs Kriegshetzerei und großartige Strategien à la Clausewitz, sondern das, was die alten Völker Asiens und Südamerikas unter „kämpferischem Geist" verstanden. Ein dialektisches Verhältnis verbindet Depression und Kapitalismus, Individuum und Gesellschaft. Wir sind alle Kleinanleger der Depression, oder anders gesagt, Kapitalismus ernährt sich von den individuellen Depressionen. Der kämpferische Geist mag als vorläufige Haltung gegen Melancholie und Verwirrung helfen. Es wurde genug geplappert über den Verlust des Subjekts. Nicht der Sieg über einen Gegner ist das Ziel, sondern der Sieg über sich selbst. Kapitalismus erscheint als unüberwindbares Schicksal. Doch im Kampf gegen die Schlange des Weltenabgrunds vermag der Mensch keinen geringeren Beitrag zu leisten. Sollen wir uns von dem

Argument imponieren lassen, die große Mehrheit sei nun auf die gegnerische Seite übergelaufen? Ein Samurai verläßt seinen Herrn auch nicht, wenn die Zahl seiner Vasallen von 100 auf 10 und von 10 auf einen gekürzt wird.

**Das paranoia-kritische Besatzungsspiel**

Es gibt zwar Paranoide – das soll Freud irgendwo geschrieben haben –, aber man darf nicht vergessen, daß es auch Leute gibt, die ihnen Böses wollen. Um den kämpferischen Geist zu stärken, muß man exerzieren. Als Probeübung bevorzuge ich das paranoia-kritische Besatzungsspiel. Es geht so: Man schaut sich das soziale Umfeld an, beziehungsweise die verschiedenen Typen, die in der Öffentlichkeit auftreten, und versucht, sie jeweils in folgende Kategorien einzuordnen: Besatzungstruppen, Kollaborateure, Gewinnler, Agenten usw. Ein sehr unterhaltsames Spiel. Nach einiger Zeit verfeinert sich die Urteilskraft. Man lernt den einfachen Besatzungssoldaten, der z.B. am Telefon mit einer Marketinganfrage nervt, vom Kommunikationsleiter oder vom Obersturmdesigner zu unterscheiden. Der eine kann eventuell abgeworben werden, bei dem anderen kann nur Gewalt helfen. Nur Anfänger konnten einen Herrn Sloterdijk als Geheimagenten der Faschisten enttarnen, wo doch jeder halbwegs erfahrene Spieler weiß, daß der Sloterdijk bloß ein ganz gewöhnlicher Angestellter bei der Resignationsabteilung ist.

Am häufigsten sind natürlich Kollaborateure zu finden. Kollaborateure auf Rollern, surfende Kollaborateure, Nintendollaborateure, Talkshowlaborateure. Sie sind um so einfacher zu erkennen, da sie gern paradieren, vornehmlich in der Paradestadt Berlin. Wir haben die berühmte Befriedungsparade, den Tag des Sieges über die Geschlechterdifferenzierung, die Multinabelschau- Fete usw. Aber hier muß ebenso zwischen passiver und aktiver Kollaboration unterschieden werden. Die Passiven tun es aus Langeweile und weil sie nichts besseres kennen. Die Aktiven hingegen versuchen, daß sich die Bevölkerung bei der Multimediapropagandastaffel aktiv engagiert oder zumindest für die von den Besatzern erzwungenen, gen-veränderten Ersatzprodukte positiv einsetzt. Schwerer ist es allerdings, aktive Kollaborateure von Agenten zu unterscheiden. Eines aber ist sicher: Wer sich lauthals als subversiver Widerstandskämpfer gibt, der kann nur ein Agent sein.

Das paranoia-kritische Besatzungsspiel kann im praktischen Leben sehr hilfreich sein. Als neulich eine Freundin zu einem Bewerbungsgespräch vorgeladen wurde, um dort Fragen schriftlich beantworten zu müssen wie: „Was denken Deine Freunde von Dir?“, da zweifelte sie nicht daran, daß sie eigentlich bei einem getarnten Verhör eines Geheimdienstes gelandet war. Oder, als letztes Jahr in der Jungle World meine „latente Homophobie“ diagnostiziert wurde, konnte ich sofort einen Spitzel der postmodernen Sittenpolizei erkennen, welcher, wie es oft der Fall ist, mit popkultureller Zivilkleidung getarnt war.

### Taktik des Nicht-Tuns (1)

Irrtümlich wird heute kämpferischer Geist mit Stumpfheit, Hektik und hysterischem Geschrei verbunden. Dagegen sprechen die jahrhundertealten Weisheiten der Kampfkunst. Nur wer äußerst sanft ist, kann die nötige Härte erzeugen. Nur wer sich im Gegner vollständig aufzulösen vermag, kennt dessen Schwäche und kann ihn entsprechend zerschlagen. Gelassenheit macht unerschütterlich. Zum Beispiel beruht die Taktik der chinesischen Kampfart Neijia, der „inneren Richtung", ausschließlich auf zwei Prinzipien: dem Nicht-Tun und der Ausnutzung der Fehler des Gegners. „Das Nicht-Tun", so Lie-Zi, „hat keine Kenntnisse, es hat keine Fähigkeiten, doch es gibt nichts, was es nicht wüßte, und es gibt nichts, was es nicht könnte".

Eines Tages kamen einige Glückliche Arbeitslose auf eine Wiese inmitten der Großstadt. Sie legten sich auf Liegestühle nieder und beobachteten den umhertobenden Beschäftigungswahn ihrer Zeitgenossen. Es war eine ausgezeichnete Beobachtungsstelle. Bald kamen Schaulustige und Neugierige auf sie zu, und fanden das, was sie (nicht) taten, gut war. Sie legten sich mit nieder und genossen die Sonne und den mitgebrachten

Sekt. Es kamen aber auch andere, die ebenfalls behaupteten, die Glücklichen Arbeitslosen wären toll, doch um sogleich deren Ruhe mit obszönen Angeboten zu stören. „Wollt ihr nicht an einem Marsch für die Vollbeschäftigung teilnehmen?“, fragten die einen. „Wir möchten Sie gern für unsere Fernsehshow gewinnen“, meinten die anderen. Enttäuscht nahmen sie die Antwort entgegen: „Wir bleiben liegen“. Ein Aktivist, der gekommen war, um seine Sympathie zu verkünden, wollte partout wissen, was für eine Zukunftsvision, welchen Gesellschaftsentwurf die Glücklichen Arbeitslosen hatten. Zukunft? Vision? Entwurf? Er stieß auf völlige Verständnislosigkeit. „Ihr seid mir zu unpolitisch“, ärgerte er sich. „Ihr habt keinen Mut, die Umstände zu bekämpfen“. „Aber wir kämpfen doch die ganze Zeit“, erwiderte ein Liegender, der die Augen gerade aufgemacht hatte, „wir warten den Gegner ab“. „So, so, ihr wartet“, spottete der Aktivist, „und was passiert dann, wenn der Gegner kommt?“ „Dann wird er angreifen und wir werden ihn vorbeilassen, wie werden ausweichen und ausweichen, bis er sein Gleichgewicht verliert und in die Position gerät, in der wir ihn mit minimalem Aufwand, geschickt und graziös neutralisieren können.“ „So'n Eso-Quatsch“, empörte sich der Aktivist und er lief fort.

Währenddessen machte die Nachricht, daß sich Untertanen öffentlich zum Nicht-Tun bekannt hatten, immer mehr Wellen. Bald erreichte sie den Palast der Sozialdemokraten. Voller Sorgen schickten sie einen Mandarin an Ort und Stelle, um die Sache zu untersuchen.

**Taktik des Nicht-Tuns (2)**

Voriges Jahr erschien von Peter Glotz ein Buch über „Kulturkämpfe im digitalen Kapitalismus". Worum geht es da? Nicht mehr um ökonomisch motivierte Klassenkämpfe, welche laut Glotz zur Vergangenheit gehörten, sondern um „erbitterte, 'ganzheitliche' Auseinandersetzungen um die Lebensführung". Die Gesellschaft sei gerade dabei, sich zu entzweien. Auf der einen Seite mobilisierten sich zwei Drittel enthusiastisch oder zumindest realistisch unter der Führung der „Symbolanalytiker" (gemeint sind die Arbeitstiere der „new economy"). Auf der anderen Seite setzten sich Ausgegrenzte und bewußte Verweigerer zusammen. Anstifter dieser „Zeitgauner" (eine schöne Vokabel) seien „glänzend ausgebildete Technologie-Gegner, die einfach nicht mitmachten" und „antirationale Kulturkritik" übten.

Ich zitiere Glotz weiter: „Noch ist die neue Unterklasse, das dritte Drittel, erst in Entstehung, also nicht formiert. Ihr Marx und ihr Engels sind noch nicht aufgetreten. Wir stehen noch bei den Frühsozialisten. Als neuen 'Bund der Kommunisten' könnte man die 'glücklichen Arbeitslosen' werten, die neuerdings immer mehr von sich reden machen. Ihr Verbandsorgan heißt müßiggangster und bezeichnet sich als 'Kontemplationsblatt'. Aus diesen Texten kann man ersehen, welche kulturellen Konflikte auf die Wissensgesellschaft zukommen."

Aus dieser kostenlosen Werbung (selbiges hat er auch beim Siemens Forum und im SPD Kongress vorgetragen) sollte man jedoch nicht allzu schnell folgern, daß die Glücklichen Arbeitslosen nun die Chefetagen der Regierungspartei unterwandert hätten. Denn schon in seinem Vorwort hat Peter Glotz klargestellt, daß seine „Sympathie eher den Beschleunigern als den Entschleunigern gehört". Erstens, weil Leute, die früh nicht aufstehen können, ihm schon seit Jahren auf die Nerven gehen. Und vor allem, sagt er, „ich kämpfe nicht gern gegen Windmühlenflügel".

Windmühlenflügel scheinen hier unpassend zu sein. Es hieße denn, die von dem globalisierten Markt verursachten Schäden und Missetaten seien reine Einbildung. Was ist harmloser als eine Windmühle? Und doch sagt Glotz selber, daß der Turbokapitalismus „gelegentlich wie ein gottverdammter SA-Sturm" marschiert, „bis alles in Scherben fällt". Da er nichtsdestotrotz seine Sympathie hat, erklärt er weiter: „Es entsteht ein tiefgehend veränderter Kommunikations- und Wirtschaftsstil. Diese Entwicklung ist unaufhaltsam. Zwar war ich nie das, was man in meiner Jugend mit dummen Stolz einen 'Marxisten' genannt hat. Ein Element der marxistischen Lehre habe ich aber immer für richtig gehalten: Es macht keinen Sinn, gegen ökonomische Gesetzlichkeiten anzugreinen."

Da sind wir doch mitten im tatsächlichen Kulturkampf. Nicht die Be- und Entschleunigungsfloskel ist die Frage, sondern die, ob man sich von ökonomischen, technologischen und sonstigen pseudo-Gesetzlichkeiten entmutigen und entmündigen läßt, oder nicht. Es stimmt schon, daß die schlimmste Seite des Marxismus, nämlich der ökonomische Determinismus, heute weltweit gesiegt hat. Möglicherweise war das die historische Aufgabe der Sozialdemokratie. Früher hieß es: „Macht bloß keine Revolution, die Ökonomie macht sie für euch!" Da heute keiner mehr von Revolution redet, wird gesagt: „Wir lassen keine Politik gegen die Wirtschaft machen" (auf solche Aussagen reagiert „die Wirtschaft" immer sehr positiv).

Dabei ist die Streitprozedur mit den Gegnern sehr artig geworden. Man merkt, daß Kommunikationstrainer um sich geschlagen haben. Wie bei seiner Bankfiliale wird der Kulturkämpfer höflich aufgenommen, sein Standpunkt wird fair und unparteiisch bewertet, ja ihm wird gar zum großen Teil recht gegeben nur, egal worum die Diskussion geht, immer kommt das gleiche Schlußwort, eine freundliche Hand auf der Schulter: „Leider, leider, diese Entwicklung ist unaufhaltsam. Danke für dieses Gespräch."

Wer sich davon nicht imponieren läßt, der wird sich vor der magischen Arithmetik der Zweidrittelgesellschaft beugen müssen. Neun Zehntel wären zu diktatorisch, Fünfzig-fünfzig zu chaotisch, aber Zweidrittel ist die demokratische Zahl schlechthin. Wer kann etwas gegen Zweidrittel sagen? Selbstverständlich weiß weder Glotz noch niemand, wieviele sich tatsächlich für den digitalen Kapitalismus positiv und zuverlässig engagieren. Denn wie Stanislaw Jerzy Lec meinte: „Es ist schwer erkennbar, wer freiwillig mit dem Strom schwimmt."

Es ist ebenfalls ein literarischer Autor, Milan Kundera, der Peter Glotz' beschleunigten Windmühlenflügel am besten charakterisiert hat: „Ein Mann geht auf der Straße. Plötzlich will er sich etwas ins Gedächtnis rufen, doch die Erinnerung versagt. In diesem Moment verlangsamt er automatisch seine Schritte. Umgekehrt beschleunigt jemand, der versucht, einen gerade erlebten schmerzlichen Vorfall zu vergessen, unbewußt seine Gangart, als wollte er sich rasch von dem entfernen, was zeitlich noch nahe bei ihm liegt." Aus diesem Beispiel zieht Kundera folgende Gleichung der existenziellen Mathematik: „Der Grad der Geschwindigkeit verhält sich direkt proportional zur Intensität des Vergessens." Darüber hat Glotz gewiß keine Zeit, nachzudenken. Er gilt ja nicht als Nach-, sondern als Vordenker.

**Autosuggestion**
Ich werde ihn fertig machen
Ich werde ihn verkloppen
Den Trottel werde ich zerstören
Er hat Angst, er hat Todesangst
Er wünscht, er könnte noch aus der Sache raus
Er weiß, er trifft auf seinen Meister
Er ist der Bulle, ich bin der Matador
Ich bin jung, ich bin hübsch, ich bin schnell
Ich bin unschlagbar
Ich bin gefährlich, Mann,
Ich habe mit einem Alligator gerungen
Mit einem Wal gerangelt
Dem Blitz Handschellen gelegt
Ich bin so fies, daß ich die Medizin krankmache.

Das Zitat werden sie vielleicht erkannt haben; es ist ein Auszug aus dem Film „When we were Kings", in dem Mohammed Alis legendärer Kampf gegen George Foreman dokumentiert wird. Beim Training wiederholt Ali ständig solchen Sätze – eigentlich gehören sie selbst auch zum Training. Einst aus ihrem

Kontext entnommen, hören sich solche Aussagen völlig irrational und größenwahnsinnig an. Doch sie dienen einem völlig rationalen Zweck, nämlich der Selbststärkung der geistigen Kondition. Ali darf nicht an der eigenen Stärke zweifeln, die Eventualität einer Niederlage darf nicht einmal erwähnt werden. Jede Spur der Angst muß er beschwören. Nur so kann er in der Lage sein, überhaupt in den Kampf zu treten.

Wissenschaftler haben dem Phänomen der Autosuggestion wenig Aufmerksamkeit geschenkt, obwohl längst nachgewiesen wurde, daß diese körperliche Erscheinungen zu beeinflussen vermag. Doch sie ist zu sehr mit altmagischen Ritualen, mit Trance und Exorzismus verbunden, um von Rationalisten ernst genommen zu werden. Also sind es Querulanten, die sich mit dem Problem beschäftigt haben. Vor allem der französische Apotheker Emile Coué, der Anfang des vorigen Jahrhunderts eine berüchtigte Methode entwickelte. Es gibt nichts Schlichteres als diese und außerdem kostet sie keinen Pfennig. Die Coué-Methode besteht ausschließlich darin, sich vorm Einschlafen zwanzig Mal den Satz zu wiederholen:

**Es geht mir jeden Tag in jeder Hinsicht immer besser und besser.**

Nachdem seine Erfindung verbreitet wurde, empfing Coué Dutzende von begeisterten Briefen. Auf einmal hatten langjährige, verzweifelte, sowohl physisch als auch psychisch kranke Patienten den Weg der Heilung gefunden. Die Kraft, die sie in teuren, aufwendigen Therapien vergeblich gesucht hatten, hatten sie in sich selbst gefunden. Und dieser Erfolg erwies sich als langlebig: Nach einer kurzen Suche im Internet habe ich festgestellt, daß es heute in Deutschland zig Vereine gibt, die sich dem Coueismus widmen. Die meisten verkaufen es als autogenes Training für Manager, Positivierung des Betriebsklimas und desgleichen, also wird Autosuggestion doch im Klassenkampf angewandt, bloß auf der gegnerischen Seite.

Ich will natürlich nicht für den naiven Anspruch eines Allheilmittels werben, sondern darauf hinweisen, daß allein die Möglichkeit des Kampfes ohne Autosuggestion, also ohne Selbstbeeinflussung des Unterbewußtseins undenkbar ist. Gewiß kann Autosuggestion ohne rationale Überlegungen zu Wunschdenken, Fehlverhalten und Katastrophen führen. Es reicht nicht, von der eigenen Unschlagbarkeit überzeugt zu sein, um Mohammed Ali zu werden. Aber rationale Überlegungen ohne Autosuggestion sind es, die zur praktischen Lähmung führen, zu jener „Müdigkeit, man selbst zu sein". Genauestens informiert zu sein über die Entwicklung seiner Krankheit und die von den Ärzten angewandten Mittel reicht einem Schwerkranken nicht zur Stärkung seiner Lebensenergie. Man kann auch informiert sterben.

## Ein Lob der Panik

Die jüngsten Nachrichten verleiten mich zu einer kleinen Abschweifung. In den letzten Wochen wurde uns in Erinnerung gerufen, daß Depression Bestandteil des Kapitalismus ist, Börsendepression versteht sich natürlich. Ein Aktiensturz hat immer etwas Faszinierendes an sich. Auf einmal wackelt das Bild eines ganz rationalen und vorhersehbaren Systems. Erst wenn Kurse fallen, wird (ich zitiere aus der Zeitung) von einer „höchst labilen Beziehung zwischen Worten und Werten" die Rede sein, wird „Kontrollillusion" und „Selbstüberschätzung" zugegeben, also all das, was ansonsten als unqualifizierte Schwarzmalerei abgetan wird. Nicht ohne Vergnügen lese ich jetzt in der FAZ, daß Prognosen, selbst wenn sie einmal bestätigt werden, bloß „zeitweilige Parallelitäten" seien, „die auf nicht viel mehr als purem Zufall basieren". Die Krise ist keine Kontrollpanne, sondern die Offenbarung, daß es gar keine Kontrolle gibt und geben kann. Irgendwann werden aus irgendeinem Grund, vielleicht auch grundlos, einige Aktien wieder steigen, demzufolge werden die Vorhersagen der Analysten wieder optimistisch sein, was wiederum das Vertrauen der Anleger dopen wird, und das ganze Überbewertungsspiel wird sich von vornherein aufblasen, bis es wiederum zum Absturz kommt. Der manisch-depressive Zyklus schlechthin. Da wird klar, daß keine objektive Bewertung einer institutionellen Tatsache, in dem Fall keine objektive Bewertung des Finanzmarkts, möglich ist, weil Bewertung nämlich Teil der Tatsache ist. Der Philosoph John Searle definiert institutionelle Tatsachen wie folgt: es sind „Dinge, die nur eine objektive Existenz deshalb haben, weil wir daran glauben, daß sie existieren." Selbstverständlich ist der individuelle Glaube nicht deswegen frei, sondern von dem kollektiven Glauben determiniert. Doch immerhin ist es beruhigend zu erfahren, daß es nicht mechanische Gesetze sind, die im Herzen des Marktes agieren, sondern die Wechselwirkung von subjektiven Impulsen wie Vertrauen, Nachahmung oder Panik.

Das erinnert mich wiederum an eine Geschichte, die eines Freitags im Oktober1987 geschah. An jenem Morgen hatten alle Medien gemeldet, daß plötzlich der größte Börsenkrach seit sechs Jahrzehnten ausgebrochen war. Nach und nach strömten Tausende von Menschen aus allen möglichen Ecken von New-York in die Wall Street ein. Ziemlich verwirrt sahen die Polizisten dieser Masse zu, die einfach da stand und nach oben schaute. Bis die Sache klar wurde: Alle warteten bloß darauf, daß die ersten verzweifelten Brokers sich aus den Fenstern stürzen. Die Bilder von 1929 waren in allen Gedächtnissen, und keiner wollte das live event verpassen. Depression für die Einen, Schadenfreude für die Anderen. Nicht, daß eine Finanzkrise die Lage des einfaches Volkes unbedingt erleichtern würde, doch immerhin wollte es nicht den fröhlichen Augenblick verpassen, da die verfluchten Yuppies endlich auf den Asphalt prallen würden. Nun warteten und warteten sie, aber nichts geschah. Und allmählich kursierte die Nachricht, daß nichts geschehen würde. Niemand würde sich herausstürzen können. Denn seitdem es Klimaanlagen gibt, kann in der Wall Street kein Fenster mehr geöffnet werden. Enttäuscht gingen alle nach Hause. Wahrscheinlich dachten sie: Mist, selbst die kleinsten Freuden des Lebens werden von der modernen Technik versaut.

**Self-fulfilling prophecies**

Wir sind auch Kleinanleger der kulturellen Depression. Zurück zur Autosuggestion: Ein Mann geht auf die Straße. An diesem Morgen fühlt er sich unerklärlich gut, hübsch, stark inspiriert und offen. Er zweifelt nicht daran, daß ihm gleich etwas Ungewöhnliches geschehen wird, eine Begegnung oder eine außerordentliche Situation. Jeder kennt einen solchen Zustand – das will ich zumindest hoffen. Eine Enttäuschung ist selten der Fall. Die Wahrscheinlichkeit ist groß, daß der Mann tatsächlich jemandem begegnen wird. Zum einen wegen seiner in dem Augenblick anziehenden Ausstrahlung, zum zweiten weil er wiederum ungewöhnlich aufmerksam auf seine Umgebung ist. Es ist ein typischer Fall der self-fulfilling Prophecy, der sich selbst verwirklichenden Prophezeiung, in der der innere Zustand auf das Umfeld einwirkt.

Gleichzeitig geht ein zweiter Mann  raus mit der festen Überzeugung, daß ihm nur Schlechtes geschehen wird. Er fühlt sich häßlich, alt und doof, die Welt ist zum Kotzen und die Mitmenschen sind nervige Idioten. Für ihn ist die Chance einer glücklichen Unterbrechung des Alltags quasi Null. Die vorbeilaufenden Passanten werden wegschauen und die Beobachtung seiner unmittelbaren Umgebung wird nur das bestätigen können, wovon er ohnehin überzeugt ist. Das ist auch self-fulfilling prophecy, wenn auch eine negative. Wenn ich sage: Nichts wird mir passieren, passiert mir halt nichts.

Nun stellen wir uns vor, beide Typen treffen aufeinander und kennen sich.

Ein beiläufiges Gespräch fängt an:

– Wie geht's dir?
– Wie kann es mir denn gehen, beschissen wie jeden Tag in dieser Scheißgesellschaft!
– Na ja, immerhin, schönes Wetter haben wir heute, nicht wahr?
– Du meinst, der Treibhauseffekt schreitet voran? Hab' ich auch bemerkt.
– Ich habe das Gefühl, mir wird etwas außerordentliches passieren heute.
– Ach, du und deine romantischen Träumereien!
– Hm, Übrigens hab' ich gestern einen tollen Film gesehen.

– Du hast dir einen Schuß Kulturmüll in einem Multiplex-Konsumtempel gesetzt? Und – wieviel Arbeitszeit hat das Vergnügen gekostet? usw.

Was sagt uns diese Geschichte?

Keiner von den beiden Typen ist näher an der Wirklichkeit als der andere. Was die beiden unterscheidet, sind geistige Zustände, welche keine faßbare Ursache haben, doch die unmittelbare Umgebung beeinflussen und dadurch verfestigt werden. Wenn die Diskussion weiterläuft, ist die Wahrscheinlichkeit, daß der Gutgelaunte vom Schlechtgelaunten angesteckt wird größer als umgekehrt. Rationale Gründe lassen sich eher auf der schlechte-Laune-Seite finden, angefangen mit der jüngsten BVG-Preiserhöhung bis hin zum heranrückenden Tod. Statistisch gesehen kommt eine negative self-fulfilling prophecy viel häufiger vor als eine positive. Gerade deswegen wird der Gutgelaunte auf keinen Fall die Diskussion mit dem Anderen weiterführen wollen. Er weiß, wie selten und flüchtig sein Zustand ist und wird ihn sich auf keinen Fall von deprimierenden Tatsachen versauen lassen.

Nun stellen wir uns vor, zehn Millionen gehen auf die Straße mit der Gewißheit, etwas Außergewöhnliches ist dabei zu geschehen. Dann ist die Wahrscheinlichkeit sehr hoch, daß daraus tatsächlich eine außerordentliche Situation entsteht. Ich weiß, Sie werden nun denken, daß ich die Spinnerei ein bißchen zu weit treibe. Doch wovon ich jetzt rede, ist keine Spekulation, sondern Erfahrung. Den Fall habe ich selber in Frankreich im Mai 68 erlebt. Daher weiß ich mit Sicherheit, daß 10 Millionen Menschen zumindest zeitweilig aus Wünschen Realität schaffen können, wie es damals hieß. Sogar der Berufspessimist Houellebecq, der ebenso wie ich den Mai '68 als Kind erlebte, beschreibt den durch den spontanen Generalstreik errungenen Stillstand als einen „Augenblick metaphysischer Ungewißheit". Gewiß ging es damals um etwas Konkreteres und Differenzierteres; bloß, was ich mit diesem Beispiel sagen will, ist: Auch was die soziale Wirklichkeit betrifft, gibt es einen Punkt jenseits der alltäglichen Logik, an dem viele von den als allgemein objektiv geltenden Zusammenhängen nicht mehr gültig sind. Um es mit Musil zu sagen: „Meistens ist das, was wir Realität nennen, bloß Gewohnheit." Ich halte alle sozialen und politischen Theorien, die eine solche Tatsache ignorieren oder leugnen, für selbst deprimierende Prophezeiungen.

Vor einigen Jahren schrieb ein japano-amerikanischer Neohegelianer in rosarotem Anzug namens Francis Fukuyama einen Bestseller, in dem er das Ende der Geschichte verkündete. Nun meinte er, da Demokratie und Marktwirtschaft weltweit hegemonial herrschen, hat sich das tausendjährige Ringen um die bessere Welt erledigt. Ob ihr damit zufrieden seid oder nicht, es gibt nichts Neues zu erwarten. Und doch, selbst Fukuyama erwähnt die Eventualität, daß Aufstände nach 68er Muster in seiner geschichtslosen Welt doch stattfinden könnten, einfach aus Langeweile. Wie man weiß, war damals keine von den üblichen Erklärungen vorhanden, weder eine ökonomische noch eine politische Krise. Also gewöhnten sich die Chronisten an, Langeweile als eigentliche Ursache für die Unruhen anzugeben. Warum auch nicht? Langeweile ist Grund genug, um Bambule zu machen. Bloß, dazu hätten wir heute wenig Gelegenheit. Sowohl bei der Arbeit als auch in der Freizeit wird von uns stets aktive Teilnahme, Kreativität und Beweise einer positiven Einstellung verlangt. Der Spaßterrorismus hat uns unserer Langeweile beraubt. Nicht nur gegen die Depression, sondern auch und vorerst gegen diese manische Seite des Kapitalismus wird sich der Kampf richten müssen.

## Ist der Mythos ein Mythos?

Autosuggestion mag ein Mittel für den individuellen Kampf sein, doch wenn es auf Antikapitalismus ankommt, also auf einen Konflikt, der die Teilnahme von breiten Mengen erfordert, ist auch eine kollektive Dimension vonnöten. Gibt es so etwas wie kollektive Autosuggestion? Ungefähr zur gleichen Zeit, als Coué seine Methode entwickelte, schrieb Ingenieur Georges Sorel „Über die Gewalt", ein Traktat zum Anarcho-Syndikalismus, das übrigens auch Mussolinis Bettlektüre wurde. Sorel selbst wurde später zum Verehrer sowohl

Mussolinis als auch Lenins. Doch damals ging sein Buch noch um die von den Anarchisten verbreitete Vorstellung des revolutionären Generalstreiks. Interessant ist hier, daß der Generalstreik für Sorel weder ein praktisches Programm noch eine utopische Vision war, sondern das, was er einen sozialen Mythos nannte; „das heißt“, schrieb er, „eine Verbildlichung, die alle Gefühle instinktiv hervorzurufen vermag, welche den diversen Umständen des sozialistischen Krieges gegen die moderne Gesellschaft entsprechen.“ Utopisch ist für Sorel die „Fabrizierung von Zukunftshypothesen nach dem Muster historischer Erzählungen“. Er schreibt: „Wissenschaftliche Vorhersehung ist unmöglich (...) und doch, um handeln zu können, müssen wir uns aus der Gegenwart herausziehen“. Mythen seien „Mittel, um die Gegenwart zu beeinflussen“, sie zielten auf eine „Reform des Willens“, die Versöhnung von „Vernunft, Wahrnehmung und Erwartungen“. Dabei spielte die künftige Machbarkeit keine Rolle.

In der Tat: Es ist eher selten passiert, daß Freiheitskämpfer letztendlich die Freiheit in der Form erreicht haben, die sie sich vorgestellt hatten. Und dennoch hätten sie ohne die ursprüngliche Vorstellung gar nicht gekämpft. Selbst wenn der Begriff Freiheit ein Mythos im Sinne Sorels war, war er kein Mythos in dem Sinne, wie das Wort üblich verwendet wird, eine Illusion ohne praktische Wirkung.

Es ist mir bewußt, daß ich da über antiquierte Vorstellungen spreche, die in der heutigen Zeit keinen Platz haben. Wir leben ja in der Postmodernität, dem Posthumanismus, der Postgeschichte oder irgendwas in der Art, Hauptsache post. Die Frage ist: wie kommt man da raus?

Die Postmodernen meinen, sie hätten etwas Neues und Umwälzendes entdeckt, in dem sie Vorstellungen wie Emanzipation oder Geschichte als große Erzählungen entlarvt haben wollen. Es geht übrigens nicht ohne amüsante Paradoxe wie dieses: „Früher haben Menschen an den Fortschritt geglaubt, heute wissen wir, daß es keinen Fortschritt gibt. Das ist ein Fortschritt." Heute kann der letzte Depp mit Genugtuung behaupten: Ach, Klassenkampf, Revolution, Proletariat, das waren doch alles Mythen! Na und? Deswegen habt ihr euch immerhin 200 Jahre lang in die Hosen gemacht. Und was ist eure „unsichtbare Hand", was sind denn eure „ökonomische Gesetzlichkeiten", die „Steuerung der Evolution" und sämtliche digitale und genetische Zukunftsvisionen, wenn nicht Erzählungen und auch noch schlechte dazu?

Den Unterschied zwischen Vormoderne, Moderne und Postmoderne kann man wie folgt zusammenfassen: Die Vormoderne wußte, daß sie glaubte. Die Moderne glaubte, daß sie wußte.

Und die Postmoderne glaubt, daß sie an nichts mehr glaubt. Gerade dieser Glaube muß jetzt zerstört werden. Nihilisten müssen deswegen kritisiert werden, nicht weil sie Nihilisten sind, sondern weil sie sich noch viel zu viel Hoffnungen machen. Vor mehr als einem halben Jahrhundert hatte schon Georges Bataille die passende Formel der Gegenwart erläutert : „Die Abwesenheit des Mythos ist der Mythos von heute."

Zwei Jahrhunderte lang wurde die Geschichte Polens durch einen Konflikt zwischen zwei Tendenzen gekennzeichnet: Romantiker gegen Realisten. Die Realisten waren diejenigen, die sich mit den deutschen oder russischen Besatzungsmächten stets kompromißbereit erklärten, während die Romantiker immer und überall den Aufstand probten. Ihr Motto war: „Polen ist dort, wo für es gekämpft wird" – das hieß, daß Polen zeitweise in Paris lag. Der Historiker Norman Davies hat gezeigt, daß Aufstände, die auf den ersten Blick suizidär erscheinen, eigentlich auf dauerhaftere Erfolge als manch ein wackeliger Kompromiß verweisen können. Die Geschichte hat den Romantikern eher öfter recht gegeben, weshalb Davies zu dem erhabenen Satz kommt: „Sie waren nicht weniger realistisch als diejenigen, die sich selbst als Realisten bezeichnet hatten, nur hatten sie eine andere Auffassung von der Realität."

**Wachsamkeit**

Als mich die Volksbühne nach einem Titel für diesen Abend fragte, habe ich nicht groß überlegt, bevor ich auf den Satz „Laßt euch nicht gehen!" kam. Es war die erste Assoziation, die mir zu Kapitalismus und Depression einfiel. Eigentlich harmlos, dachte ich. Nach so viel akademischer Spekulation würde ein Hauch der Einfachheit und des Mitgefühls guttun. Erst als ich dem Dramaturg Carl Hegemann meinen Titel übergab, wurde mir klar, welch einen Fehler ich begangen hatte. Gleich geriet er aus dem Häuschen. Laßt Euch nicht gehen! Großartig! Damit kann man gleich eine Kampagne starten! Das nächste Buch betiteln! Plakate und T-shirts drucken! O je! Nun war ich zum Befehlshaber der Spaßkommandantur avanciert! Klar, nach „Wähle dich selbst!" und „Du bist nicht allein!" und „We are one family!" war für die nächste Saison so ein Werbeslogan wie „Laßt euch nicht gehen!" fällig. So subversiv, so provokant, nicht wahr? Ich sah schon die RTL-Trottel vor mir, die mich für eine antidepressive Talkshow gewinnen wollen würden. Und die Kinder in der Straße, die vom Laßt-Euch-Nicht-Gehen-Mann unbedingt ein Autogramm verlangen würden. Doch es war zu spät, um eine andere Ankündigung vorzuschlagen. Ich hatte das Grundgebot des Kulturkampfes vergessen: permanente Wachsamkeit.

# Depressive aller Laender vereinigt euch

Die Theorie, das Subjekt und der Beobachter
von der Jackson Pollock Bar

Von Walter Benjamin stammt die Anmerkung: „Es veröden die Parlamente gleichzeitig mit den Theatern." Er nimmt damit vorweg, was heute von Sennett und anderen als „Verfall des öffentlichen Lebens" beschrieben und von den Theoretikern der Postmoderne allgemeiner als Verschwinden der Repräsentation diagnostiziert wird.

Es ist doch so: Am Ende der strukturellen Durchsetzung der modernen Gesellschaft als Pluralismus ausdifferenzierter, in sich operativ geschlossener Kommunikationssysteme wird eine verbindliche Repräsentation der Gesellschaft in der Gesellschaft unmöglich – als Politik ebenso wie als Kultur. Repräsentationsverlust ist Referenzverlust und er ist heute universell. Die klassische Moderne in Philosophie und Kunst hatte auf die neue Lage mit einer Entfaltung der Autonomie reagieren können, und dazu die Reflexion der eigenen Mittel ins Zentrum gerückt. Erst jetzt mit der Postmoderne gerinnt uns die Emphase der Autonomie zum Schrecken der Autopoiesis subjektloser Betriebe. Autonomie und Mittelreflexion waren immer noch an „Geist" orientiert; danach bricht die Koppelung von Subjekt und Kommunikation auseinander und wir finden uns im geistlosen Wirbel von kommunizierenden und beobachtenden Systemen wieder. Und jetzt kommt der Mensch da gar nicht mehr vor. Denn der Mensch ist die Umwelt des Gesellschaftssystems.

Nimmt man die Künste jetzt mal differenziert in einen Vergleich, dann muß man sagen: Die bildende Kunst geht seit 30 Jahren mit dem Bewusstsein zu Werke: „Außer den Beteiligten gibt es kein Publikum" – wie Joseph Kosuth gesagt hat. Das Drama, das Theater im weitesten Sinne sucht Wirkung und Publikum. Katharsis oder Aufklärung. Nimmt man das weg, steht das Theater addressatenlos im Kommunikationsraum. Die Institution gehört wohl ins Museum, da hat Carl Hegemann in seinem Artikel in der „Süddeutschen" (abgedruckt in „Kapitalismus und Depression II") ganz Recht; andernfalls lebte sie weiter als Paradox – ähnlich der Pseudo-Repräsentationsinstanz Politik mit allen ihren schlechten Schauspielern. Die bildende Kunst war dem Theater immer schon überlegen an Präzision, Radikalität und Formbewusstsein. Sie hat nicht das Pathos des allgemeinen Menschen gepflegt, sondern ein analytisches Bewusstsein der Beobachtungsverhältnisse durchexerziert. Im Beobachtungsraum zweiter und dritter Ordnung gibt es die Differenz zwischen Publikum und Produzent nicht mehr, da gibt es nur noch Facharbeiter für Konstruktion und Dekonstruktion. Der Künstler wird zum Berichterstatter.

Das führt uns zu der Frage zurück: Woher kommt die Depression? Oder wir könnten sie in die Forderung ummünzen: Depressive aller Länder vereinigt Euch! Wir wollen nur einige wenige Symptome nennen: Verlust der Kollektivgeschichte und der individuellen Lebenszeit. Sie wurden ersetzt durch den Zeittakt der Innovation, Ruhigstellung der Zeit durch Dauerneuheit. Auto-poiesis der Kommunikation heißt Wiederkehr des Immergleichen. Kein Werk, keine Biographie, keine Geschichte ist mehr möglich, es sei denn gegen die Kommunikationssysteme, also nicht innerhalb der Gesellschaft. Die Gesellschaft behauptet aber die Definitionshoheit über den Existenzbegriff: nur was in ihr vorkommt, ist. Was nicht Kommunikation wird, was die Inklusionsbedingungen der verselbständigten Systeme nicht erfüllt, existiert nicht. Der Mensch hat seine Subjektstellung eingebüßt und abgegeben an die Autopoiesis ausdifferenzierter Systeme. Dies ist die Katastrophe der modernen Gesellschaft und sie geht über die Diagnose „Kapitalismus" (als einer Teilsystemtheorie) weit hinaus. Depression im Kapitalismus als Fragestellung sucht gewissermaßen nach einem letztmöglichen Indiz für die fragwürdig gewordene Entfremdungsdiagnose: wenigstens am psychiatrischen Befund muß doch das Falsche des Ganzen noch nachweisbar sein. Jede Entfremdungstheorie arbeitet aber mit dem falschen Zauber der Hoffnung auf Reversibilität des strukturellen Standes der

Gesellschaftsevolution mitsamt seiner Medientechnologie. Aber: Die Katastrophe der modernen Gesellschaft mitsamt ihrer Dekonstruktion aller ideellen und materialen Substanzen ist irreversibel und unhintergehbar. Es ist schon so: Es gibt kein „außen“ der modernen Gesellschaft außer dem „Schweigen“. Mit „Kritik“ lässt sich seit langem glänzend Karriere machen, ja die Kommunikationssysteme lechzen geradezu nach paradoxen Beiträgen, die das Einerlei durch semantische Radikalität überbieten und neue „Themen“ produzieren.

Systemtheorie ist das beste und vermutlich einzige Antidepressivum, da sind wir uns ganz sicher. Sie lehrt uns Beobachtungsverhältnisse, sie lehrt uns Distanz und Ironie, sie lehrt uns Seins- und Bedeutungszusammenhänge. Sie lehrt uns unterscheiden zwischen Kommunikationen und Seelen. Sie lehrt uns Realitätsbewusstsein und enttäuscht unsere anthropomorphistischen Illusionen. Sie lehrt uns das Wundern über das alltäglich Unwahrscheinliche. Sie lehrt uns ein im Wortsinne theoretisches Staunen über uns und die Welt und lässt uns einen Schritt zurücktreten von dem Machen- und Können-Bewußtsein des narzistischen Subjekts. Statt dessen erhöht sie den Schwierigkeitsgrad der Reflexion, sie fordert uns auf, trotz aller Beleidigung unserer priviligierten humanistischen Stellung auf der Höhe des evolutionären Prozesses zu bleiben.

Das ist auch das Theorie-Verständnis der Jackson Pollock Bar. Der Geschäftszweck der Jackson Pollock Bar ist die Installation von Theorien. Wir verwenden zu unseren Installationen nur die besten Theorien. Wir haben ein absichtsloses Verhältnis zur Theorie. Wir stellen sie aus wie geliebte Gegenstände oder Beleuchtungskörper oder wie Inseln im Meer. Wir zeigen sie als unser liebstes Gut, Herr Bazon Brock. Unsere Theorien sind nicht neu, wir wiederholen nur das Beste. Indem wir es wiederholen, machen wir es fremd, dinglich und künstlich. Kontingenz sichtbar machen. Wir lieben Depressionen. Sie sind eine normale Gemütslage in posteuphorischer Zeit, wenn die moderne Gesellschaft ganz zu sich selbst gekommen ist und die sog. Aufklärung als vage Übergangssemantik sich entpuppt hat. Der englische Vernunftbegriff war immer realistischer als der deutsche. Und Sozialismus ist eine deutsche Idee. Die 50er Jahre stehen immer schon in einem viel zu schlechten Licht da in Deutschland. Sie waren viel interessanter als die sog. revolutionären 68er Jahre mit ihrem typisch deutschen Eigentlichkeitswahn. Das deutsche Theater aber kokettiert bis heute mit links- und rechtsradikalen Semantiken, es kann sich in keine Broadwayrolle fügen. Dabei funktioniert es ja seit langem selbst vollständig selbstreferentiell, als Regie-Theater z.B. Nimmt sich die eigene Vergangenheit (Klassiker!) als Referenz zur Reproduktion der eigenen Autonomie und verlegt die kreativen Potentiale in die Interpretation dieses

Materials. So wird Dauer-Innovation und permanente Anschlussfähigkeit theaterspezifischer Kommunikation sichergestellt. Ohne dass man das ins Werk als Reflexion integrierte. Dazu gäbe es noch viel zu sagen. Das ist wirklich deprimierend.

Kunst müsste leicht sein. Anstrengungslos, leicht und kaum wahrnehmbar. „Wir sind Künstler, die Künstler spielen“ – sagen Mel und Michael. So leicht muß es sein. Und Charles sagt zum Schluß immer: „Those who long for a non-decadent aesthetics, a non-decadent art, do their longing in images of their arbitrary power. The longings are themselves decadent. This gives us something to do. But we are bound to use these resources as their products and to make nothing of them. Those resources of which we do not, perhaps, make nothing are little better than nothing themselves. There is no angst in this remark. Only a sense of necessity and scarcity.“ Eben.

c.m.

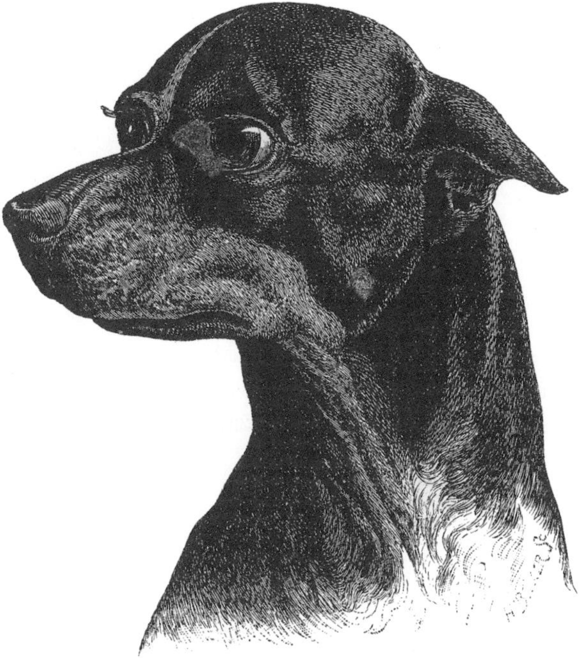

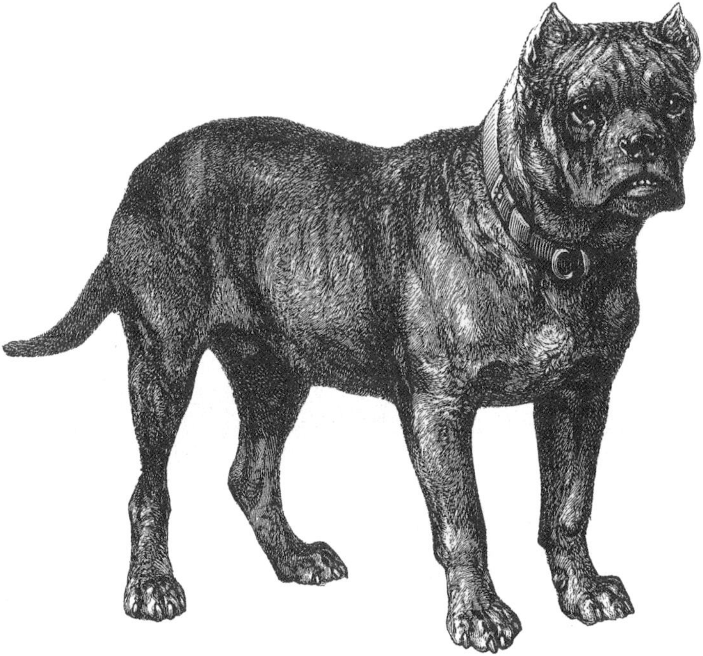

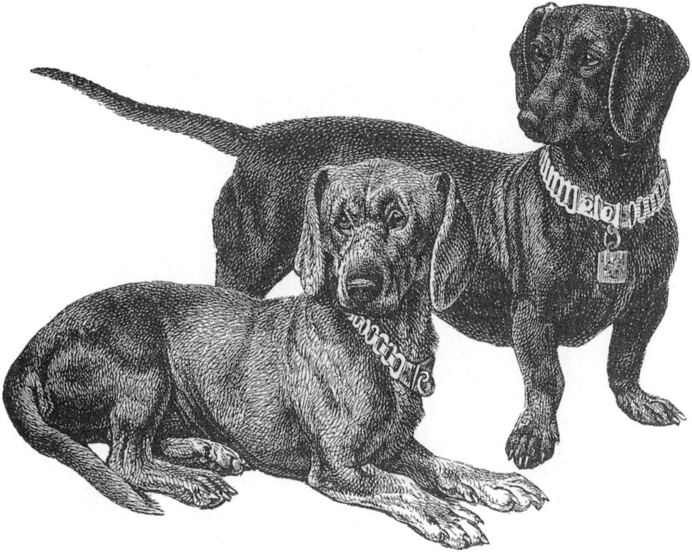

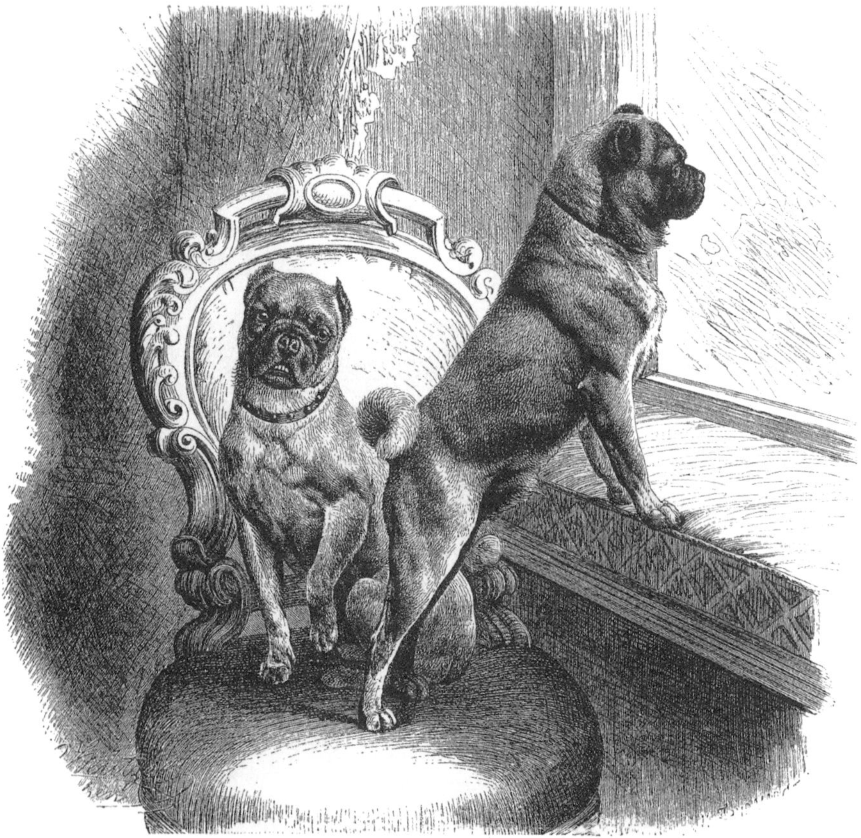

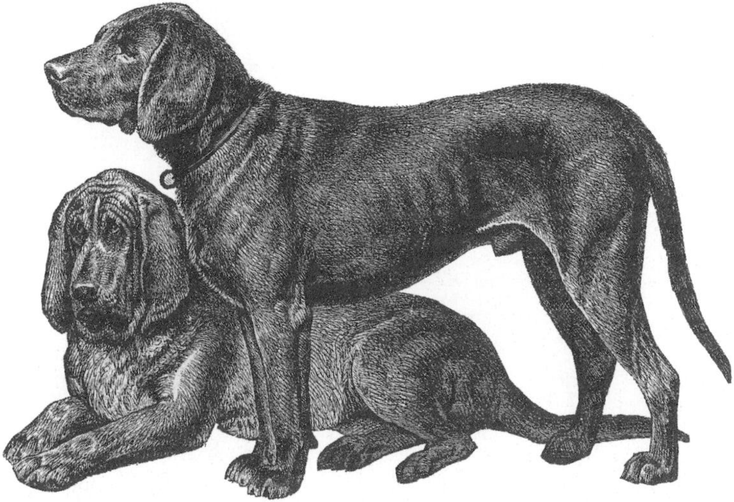

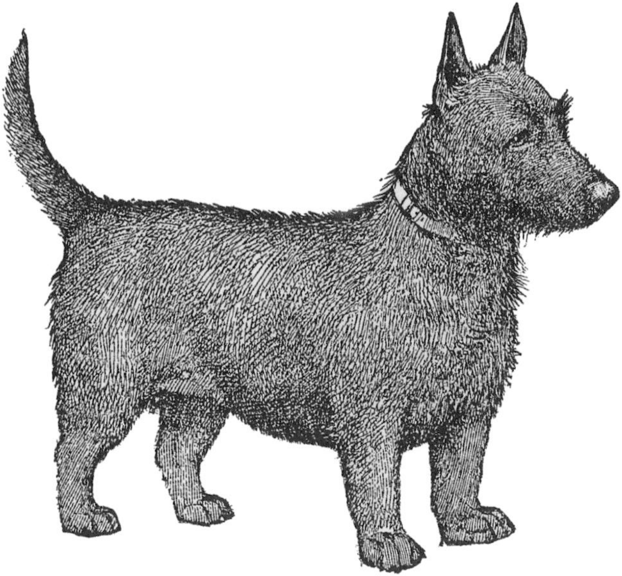

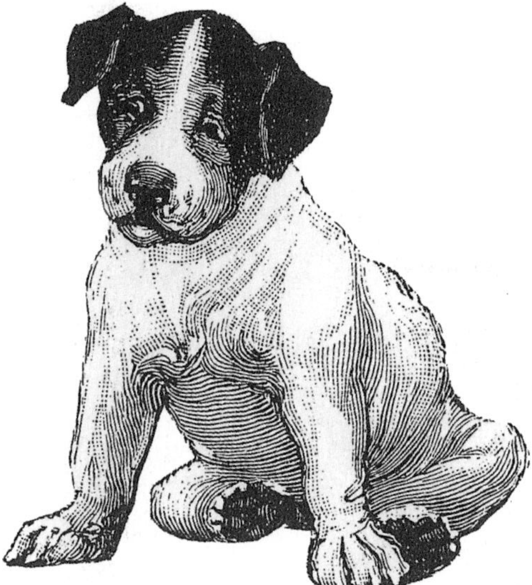

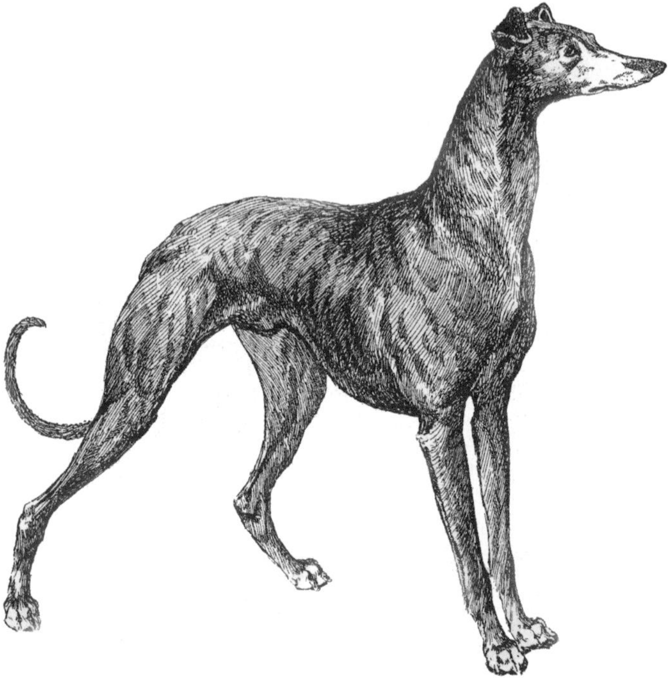

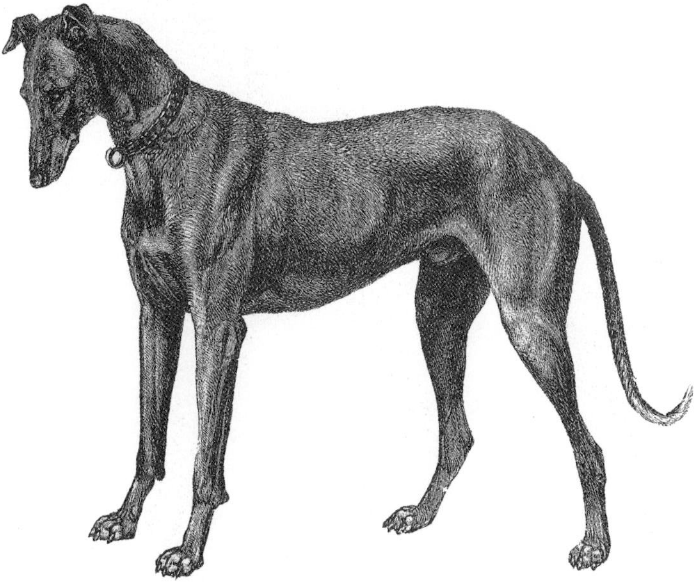

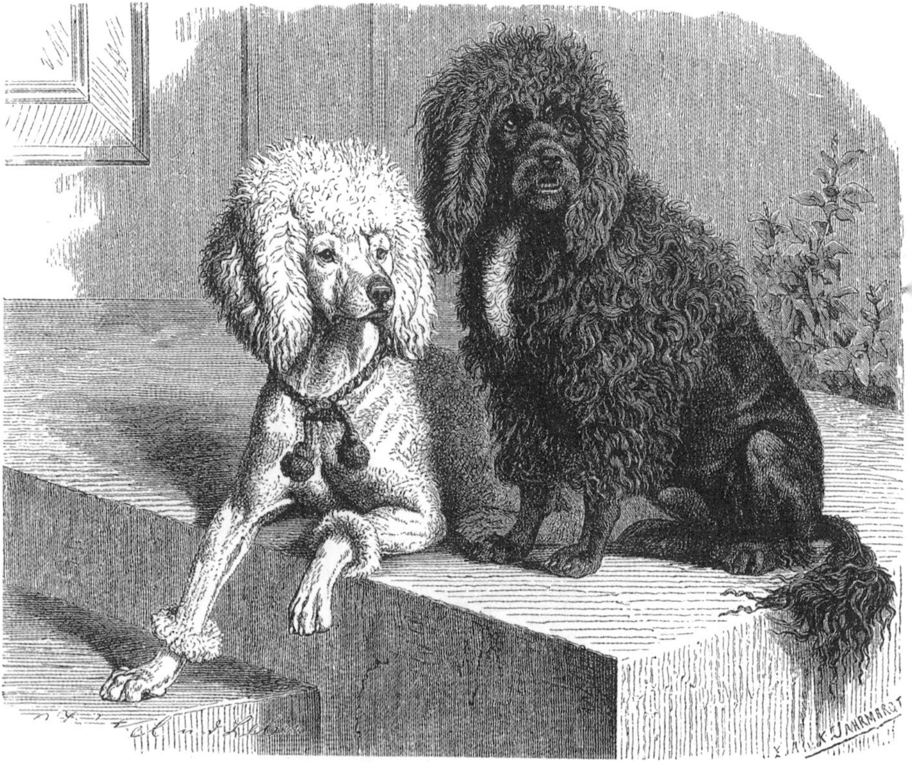

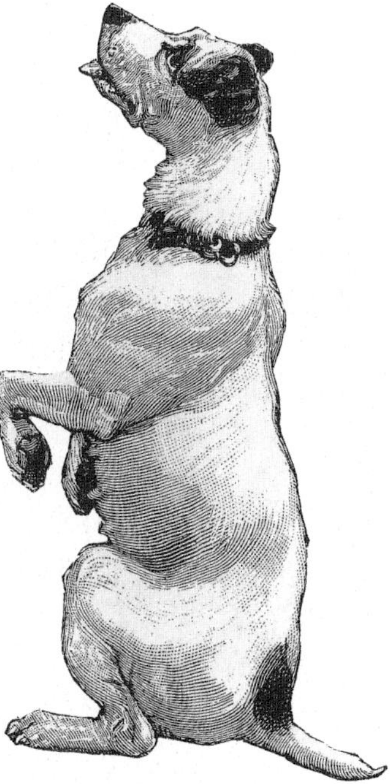

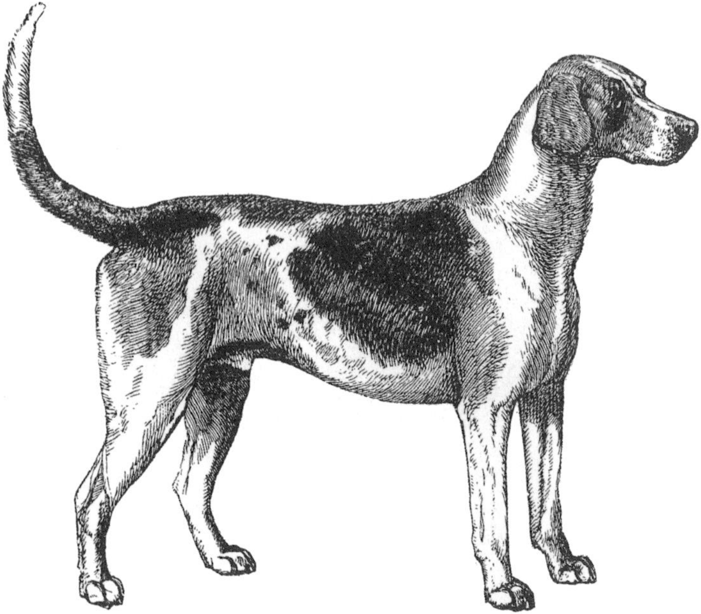

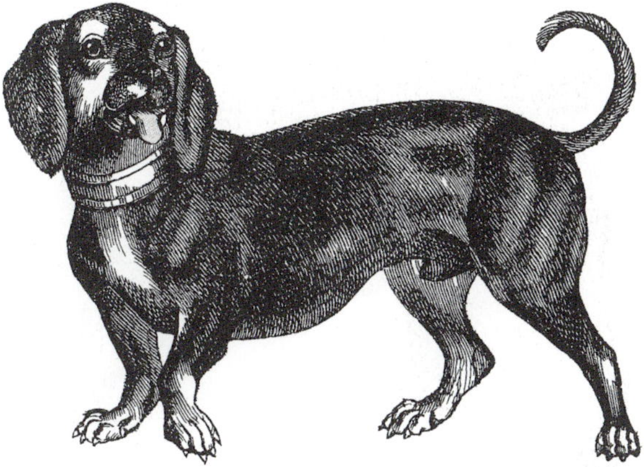

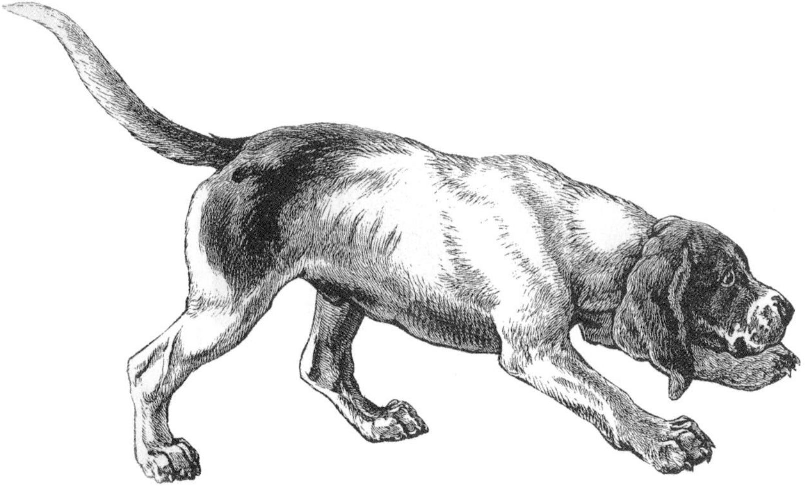

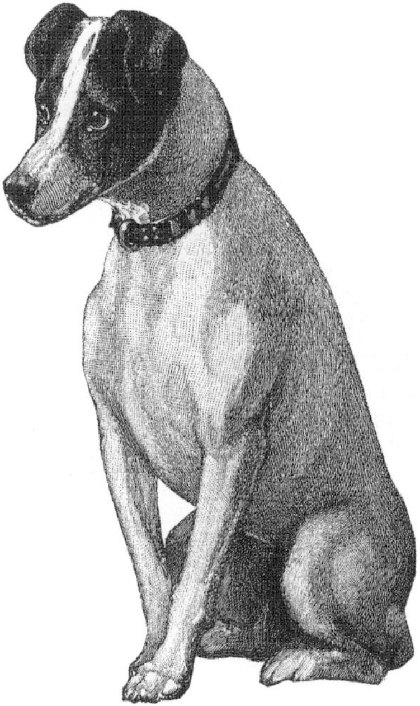

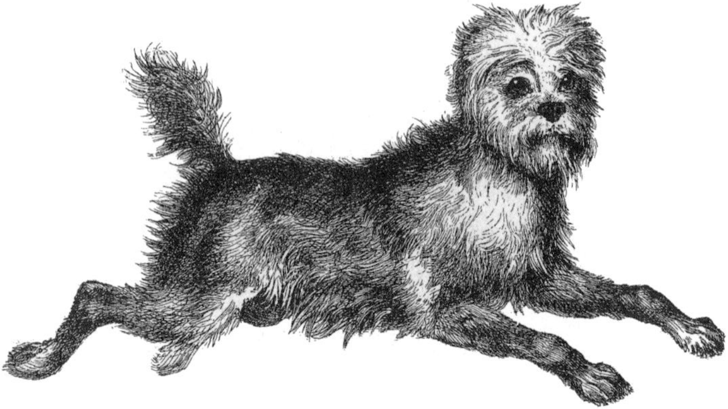

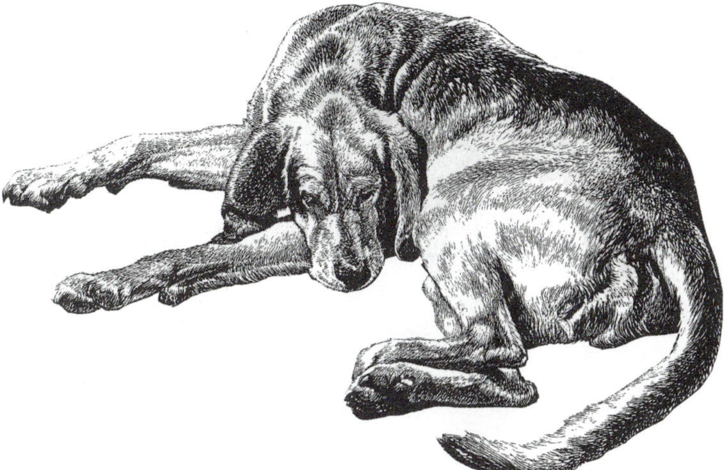

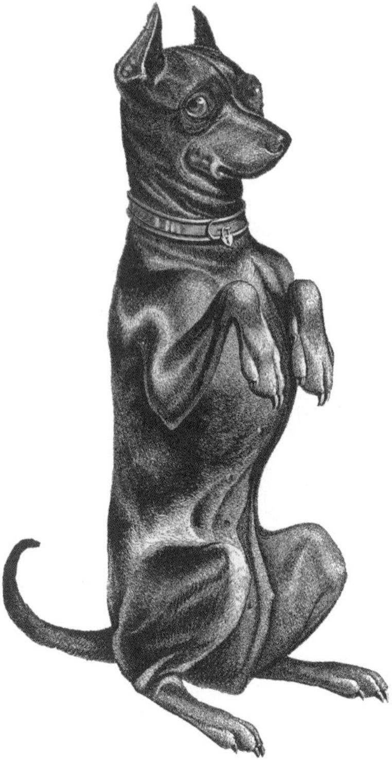

# Erfahrung und Demut

Über Hunde und Herrchen

von Cord Riechelmann

Vornübergebeugt zurrte und zerrte die Frau ohne erkennbaren Takt an der Leine. „Hab ich dir nicht gesagt, du sollst das lassen," schrie sie auf den Hund ein. Der, ein schwarz-weißer Großer Münsterländer, lag mit nach vorn gestreckten Vorderbeinen vor ihr. Die gepflegten Haare hingen glatt, die Lippen schlaff und die Ohren leicht nach hinten. Dabei wedelte er mit dem Schwanz, vor Freude aufgeregt und bereit, mit dem nächsten Sprung der beigen Hose seiner Herrin noch einen Pfotenabdruck zuzufügen. Das Verhalten entsprach bis ins Detail jenem von Charles Darwin beschriebenen freundlich unterwürfigen Hund, an dem er sein Prinzip des Gegensatzes illustrierte, nach dem einem Umschlag der Stimmungen von zum Beispiel freundlich zu aggressiv immer auch eine Umkehrung der Signale des Ausdrucksverhaltens folgt. Ein Hund, der sich in feindseliger Absicht einem Menschen nähert, wird sich möglichst groß machen. Seine Beine durchstrecken die Nacken- und Rückenhaare sträuben, die Ohren nach vorne schieben und den Schwanz steif halten. Ob die angespannte Haltung des Körpers so allein Angriffslust signalisiert und nicht vielleicht auch durch Fluchtbereitschaft unterwandert ist, soll hier nicht Thema sein. Es ist die Zuneigung des Hundes zu seinem Herrn, die aus der Unterwürfigkeit erwächst, oft mit Angst verwandte Züge zeitigt und noch den letzten traurigen geprügelten Zwingerhund sich beim Anblick seines Besitzers freudig auf dem Rücken im Staub wälzen läßt, die nicht so leicht mit freundlicher Stimmung assoziiert werden kann und bei den wilden Vorfahren, den Wölfen, keine Entsprechung hat. Es gibt zwar auch im Wolfsrudel von Zeit zu Zeit bestimmte Individuen, die zu ausgewiesenen Prügeltieren werden. Meistens handelt es sich dabei um ehemals hochrangige Tiere, die ihre Stellung verloren haben und danach von den anderen Gruppengenossen hemmungslos andauernd attakiert werden. Nur hält das kein Wolf lange aus. Entweder sterben sie oder verlassen das Rudel. Ständige Zurechtweisungen wie „Sitz“, „Platz“ oder „Ab ins Körbchen“ würde kein Wolf fröhlich schwanzwedelnd begleiten. Die getrennt ausgefochtenen Hierachien werden zwar je von einem Weibchen und Männchen angeführt, die Beziehungen unter den anderen sind aber nicht streng linear. Wirkliche Kämpfe sind allgemein selten und wären weder bei der gemeinsamen koordinierten Jagd noch bei der Jungenaufzucht hilfreich. In der Degeneration des Jagdverhaltens beim Haushund könnte auch der Grund für die psychische Akzeptanz der lebenslangen Unterordnung unter Menschen zu suchen sein. Jagdhunde wurden gezielt auf einzelne Elemente der ursprünglichen Handlungskette gezüchtet. Vorstehhunde auf starres Verharren vor der Beute, Windhunde auf rasendes Verfolgen und Schweißhunde auf die Suche nach von schlechten Jägerschützen nur verwundetem Wild. Der Wolfsforscher Erik Zimen fand die gravierendsten Unterschiede zwischen Hunden und Wölfen im Umgang mit potentiellen Beutetieren. Während seine Pudel und Jagdhunde nie kapierten, daß gesunden Hasen hinterherzurennen sinnlos ist, ignorierten junge Wölfe Hasen bereits nach wenigen Versuchen. Dem richtigen Tier zur richtigen Zeit nachzujagen ist für Wölfe allerdings nicht nur eine Frage der individuellen Effizienz. Wesentlich ist hierbei das Kennen und Einschätzen der anderen Wölfe. Vielleicht bilden deshalb junge Wölfe bis sie ein Jahr alt sind keine Rangordnung aus. Im Spiel vermittelte Techniken lassen sich so leichter lernen. Alle auf den Zeitpunkt der Etablierung der Rangordnung untersuchten Hunderassen kümmerten sich viel früher nur noch um ihr Fressen. In ihrer Domestikationsgeschichte sind wahrscheinlich auch soziale Elemente ihres Verhaltens verloren gegangen. Es war und ist wichtiger für sie zu verstehen, wem sie gehören als anderen Hunden hinterherzulaufen. In ihrer isolierten Existenz, völlig abhängig von Nahrung und sonstiger Zuwendung ihrer Besitzer, bleibt ihnen garnichts anderes übrig, als Herr- oder Frauchen immer ähnlicher zu werden. Sie werden, wie John Berger schreibt, zu Geschöpfen der Lebensweise ihres Besitzers. Den sie zu berechnen lernen und dem die unterwürfige Freude seines Hundes zum einmaligen Erlebnis wird. Wovon im besten Fall auch die Hunde ansehnlich profitieren.

Vielleicht können sie dann im Spiel beim Stockholen dem Herrchen auch mal kurz zu doll in die Hand beißen. War dann ein kurzer Aussetzer der Beißhemmmung, kommt übrigens auch bei Wölfen vor und macht manchmal einfach Spaß.

# Depression und die Strategien ihrer Vermarktung

Die Leute nicht für blöd halten

von Franz Liebl

**Vom „Point of No Return“ zum „Point of Sale“**

„Die Unbekannten Theorie-Objekte, sogenannte UTO's, sind zufällige Verdichtungen des theoretischen Feldes. ... UTO's sind Kristallkugeln, in denen das vage Licht eines noch nicht existierenden Theorems auftaucht.“ Dies schrieb 1993 die Agentur Bilwet aus Amsterdam, die sich die Verbreitung illegaler Wissenschaften zum Ziel gesetzt hat. Offensichtlich sind diese Theorie-Objekte geeignet, zur Früherkennung wichtiger Umwälzungen einen substantiellen Beitrag zu leisten. Bei der Früherkennung stellen sich dem Trendforscher zwei Probleme, die meist in unzulässiger Weise miteinander vermischt werden. Das erste Problem besteht darin, einen neuen Trend überhaupt zu identifizieren. Hierzu muß man sich eine Vorstellung über den Neuheitswert eines bestimmten Sachverhalts machen und die Differenzen zum Althergebrachten herausarbeiten. Das habe ich bereits in zahlreichen Vorträgen gezeigt und will diese Frage heute weitgehend aussparen.

Statt dessen möchte ich mich vorwiegend dem zweiten Problem zuwenden. Dieses zweite Problem besteht darin, zu ermitteln, ob sich ein Trend auch durchsetzen wird. Hier gilt es, die Verbreitungsbedingungen eines Trends genau zu untersuchen und zu fragen, ob der „point of no return“ erreicht wird. Denn jenseits dieses Wendepunkts entpuppt sich der Trend als Selbstläufer und kann de facto nicht mehr gestoppt werden. Das ist immer dann der Fall, wenn es eine Art Aufwärtsspirale sich gegenseitig verstärkender Effekte gibt. Am Beispiel der Depression läßt sich das sehr anschaulich zeigen. In dieser 41. Folge meines Vortragszyklus „Unbekannte Theorie-Objekte der Trendforschung“, die der Depression gewidmet ist, möchte ich daher eingehen auf den gegenseitigen Verweisungszusammenhang von Marketingstrategien und Depression und möchte zeigen, wie sich beide gegenseitig befeuern. Es ist gerade diese Interaktion, die für die wirtschaftliche Schlagkraft der Depression verantwortlich ist und letztlich den Kern ihrer Diffusion ausmacht. Mit anderen Worten, das Marketing ist auf depressive Konsumenten ebenso angewiesen, wie die Depression geeigneter Vermarktungsformen bedarf.

## Mehr als 99 Francs

In seinem aktuellen Bestseller-Buch „99 Francs“, das die Werbebranche aufs Korn nimmt und in dem Depression eine maßgebliche Rolle spielt, schwärmt Frankreichs neuer Skandal-Autor Frédéric Beigbeder seinem Leser vor: „Hmm, es tut so gut, Ihr Hirn zu penetrieren. Ich bin jetzt in Ihrer rechten Gehirnhälfte und treibe dort mein Spiel. Ihre Wünsche gehören nicht mehr

Ihnen; ich drücke Ihnen die meinen auf. Ich verhindere es, daß Ihre Wünsche dem Zufall überlassen sind. Ihre Wünsche sind das Resultat einer Investition, die sich auf Milliarden von EURO beläuft. Ich bin es, der heute entscheidet, was Sie morgen wollen." (Beigbeder 2000, S. 19)

Ich weiß nicht, wie es Ihnen geht. Für mich hört sich das reichlich altbakken und griesgrämig kulturkritisch an, fast so wie bei Neil Postman, Vance Packard oder dem in letzter Zeit immer häufiger aus der Mottenkiste geholten David Riesman (z. B. Kämmerlings 2001). Die längst schal gewordene Manipulationsthese also, die alte Leier von der „outer-directed personality". Dabei wissen wir es doch heute eigentlich besser. Postmoderne Konsumenten spielen vielmehr mit Produkten, Marken und Identitäten, sehr zum Leidwesen der Konsumgüterhersteller. Während die nämlich versuchen, ihre Produkte und Marken mit quasi beliebigen Bedeutungen aufzuladen, deuten die Konsumenten in quasi ebenso beliebiger Weise diese wieder für sich um. Dieser Symbolkrieg zwischen Unternehmen und Konsumenten kennt auf Seiten der Hersteller viele Verlierer und einige Pyrrhussiege.

Gesellschaftliche Individualisierung hat nicht zuletzt zu einer Individualisierung des Konsums geführt. Diese Individualisierung wird häufig fälschlich gleichgesetzt mit individuelleren Produkten. Das ist aber nur ein untergeordneter Aspekt. Individualisierung bedeutet zuallererst, daß althergebrachte

Kriterien der Marktsegmentierung, beispielsweise Alter, Geschlecht, Einkommen und Haushaltsgröße, nichts Sinnvolles mehr über das Konsumverhalten aussagen. In der Verbraucheranalyse 1999 ist das auch dem letzten Marktforscher noch einmal mit aller Schärfe vor Augen geführt worden (Liebl 1999). Doch auch höher entwickelte Kundentypologien, wie zum Beispiel Milieu-Studien, hat dieses Schicksal schon ereilt. Monika, die liberale 40jährige Hausfrau, die gern Mozart hört, Schokoriegel ißt und Strapse trägt, existiert nur als statistisches Artefakt, aber nicht als Person und schon gar nicht in vielfacher Ausfertigung. Individualisierung meint statt dessen, daß gewisse soziodemographische Merkmale und gewisse Einstellungen keine Aussage über das Konsumverhalten mehr machen können. Das fordert von den Markenartiklern, nunmehr mit anderen Mitteln zu operieren.

Die erste Konsequenz für das Marketing besteht darin, nicht mehr Zielgruppen statistisch zu definieren, sondern sich sozialen Gruppen anzunehmen, die in der Wirklichkeit tatsächlich vorfindbar sind. Szenen, Communities, Netzwerke, die sich durch ein erhöhtes Maß an interner Kommunikation auszeichnen. Wenn es unter diesen Umständen gelingt, das eigene Produkt bzw. die eigene Marke zum Gegenstand dieser Kommunikationen zu machen, wird das sehr viel erfolgreicher sein als die Streuwerbung hinein in abstrakt ermittelte „Zielgruppen“. Mit anderen Worten, man sucht Gruppen, die sich als

Gemeinschaften verstehen, ohne daß man dies a priori anhand sozio-demographischer Merkmale festmachen könnte. Das heißt nicht, daß das eine einfache Aufgabe wäre. Denn das Problem besteht darin, daß es unüberschaubar viele solcher Gruppen gibt und daß nicht immer klar ist, wie man Zugang zu diesen Gruppen erhält.

Eine Abhilfe könnte darin bestehen, neue Segmentierungskriterien auszuprobieren, bei denen zwar vorderhand unklar ist, ob sie auf Regelmäßigkeiten im Konsumverhalten abstellen, aber die dahinsterstehenden Segmente so groß sind, daß eine spezielle Erforschung lohnend erscheint. Weitverbreitete Krankheiten besitzen hier besonders gute Eignung, weil sie erstens spezifische Lebensumstände definieren und zweitens, weil in der Regel kulturelle Differenzen unter diesen Umständen weniger zum Tragen kommen – was unter Globalisierungsgesichtspunkten beträchtliche Vorteile aufweist. Interessant ist in diesem Zusammenhang nicht nur die immens große Gruppe der Allergiker, sondern auch die der psychisch Kranken. Um Ihnen eine gewisse Vorstellung von den Größenordnungen zu geben: Im November 2000 wurde die Studie „Depression 2000" des Max-Planck-Instituts für Psychiatrie der Presse vorgestellt (Wittchen 2000). In ihr ist das Risiko, irgendwann im Leben an einer schweren Depression zu erkranken, für Deutschland auf 17 Prozent beziffert. Für USA werden aus anderen Quellen vergleichbare Zahlen gemeldet (Lasn/Grierson 2000). Auf kürzere Zeiträume gerechnet bedeutet das: Jährlich bekommen rund 8% der deutschen Bevölkerung eine schwere Depression. Und zu jedem Zeitpunkt sind etwa 15 Millionen Amerikaner aktuell betroffen. Ein Bevölkerungssegment von beträchtlicher Größe also, demgegenüber sozio-demographische und sich auf Einstellungen beziehende Segmente vergleichsweise klein ausfallen.

## Konsumverhalten bei Manie und Depression

Unter diesen Voraussetzungen kann man es also als durchaus plausiblen Forschungszugang ansehen, zu fragen, ob denn eine psychische Krankheit – vor allem, wenn sie derart verbreitet ist – ein sinnvoller Ansatzpunkt für Segmentierungen und segmentspezifische Marketingkonzepte sein kann. Umgekehrt könnte womöglich ein solcher Forschungsansatz auch das Verständnis von Depression und das Verständnis des Verhaltens depressiver Personen vertiefen.

Die aus der Depression resultierenden Implikationen sind, wie sich zeigen wird, mitnichten einfach abzuleiten. Forschung tut Not, da im Moment kaum Studien zum depressiven Konsumverhalten existieren. Im namhaften amerikanischen Periodikum „Advances in Consumer Research" findet man jedoch eine Arbeit aus dem Jahr 1998, die der Frage des Konsumverhaltens bei manischen und depressiven Personen nachgeht.

Die beiden Autoren, Elizabeth Hirschman und Barbara Stern (1998) von der Rutgers University, unterscheiden dabei für Manie und Depression je zwei Unterformen: die schweren Formen, nämlich die klinische Manie und die klinische Depression; die leichten bis mittelschweren Formen, genannt Hypomanie bzw. Dysphorie. Was schließlich die Sonderform des Manisch-Depressiven angeht, so stellt diese nichts anderes dar, als ein Oszillieren zwischen klinischer Depression und klinischer Manie, bzw. in der leichteren Form als Wechsel zwischen Phasen von Hypomanie und Dysphorie.

Die Leistung, die Hirschman und Stern in dem Beitrag vor allem erbringen, ist, einen Zusammenhang herzustellen zwischen Verhaltensaspekten, die im Konsumbereich bislang als nicht unbedingt zusammengehörig angesehen worden waren. Diese Verhaltensaspekte stellen jedoch, wie wir gleich sehen werden, die wesentlichen Grundpfeiler eines erlebnisorientierten Konsums und einer Erlebnisgesellschaft dar und sind Motive, auf die im Marketing und insbesondere in der Werbung seit einiger Zeit massiv abgestellt wird. Zu nennen sind hier:

1.) Risikobereitschaft – beispielsweise um ein unbekanntes, neues Produkt auszuprobieren.

2.) Erlebnissuche – die Suche nach immer neuen Sensationen und sinnlichen Eindrücken.

3.) Product Involvement – das ist zum einen die Identifikation mit einem Produkt, aber drückt auch die Bereitschaft aus, sich die Entscheidung für ein Produkt nicht leicht zu machen, da man dem Kauf und der späteren Nutzung viel Bedeutung beimißt. Das Involviertsein bedeutet also ein echtes Interesse des Käufers am Produkt. Typischerweise tritt dies bei prestigeträchtigen Gütern wesentlich eher und stärker auf als bei geringwertigen Verbrauchsartikeln des täglichen Bedarfs.
4.) Suchtverhalten – kann bzw. will ich ohne dieses Produkt überhaupt noch auskommen?
5.) Innovationsverhalten – wie stark präferiert der Konsument Produkte, die neue technische Lösungen darstellen oder neue Funktionen erfüllen können?
6.) Informationssuche – wie viel Information sucht der Käufer zusammen, bis er sich schließlich für ein Produkt entscheidet?
7.) Hedonic Consumption – welche Rolle spielen der Lustaspekt sowie ästhetische Aspekte für die Konsumentscheidung?

Ich kann aus Zeitgründen jetzt diese explorative Studie nicht im einzelnen darstellen. Was sich jedoch schlaglichtartig herausschält, ist folgendes: leichte Formen von Manie und Depression, also Hypomanie und Dysphorie, sind in ihren typischen Auswirkungen auf das Konsumverhalten von großem Interesse für die Hersteller. Die Beschreibung des sogenannten

„Hypomaniac“ liest bei Hirschman und Stern fast wie der Idealtyp des Konsumenten.

Er besitzt hohes Produkt-Involvement, also großes Interesse an dem jeweiligen Produkt-Bereich, wenngleich auch nicht immer sehr lang andauernd. Er zeigt ein hohes Maß an Bereitschaft, anderen aus einer spontanen Laune heraus Geschenke zu machen. Dies wendet sich im übrigen auch ins Narzißtische, bedeutet mitunter ruinösen Konsumrausch, um sich selber zu belohnen. Besonders treffend stellt der vom Kosmetikkonzern L'Oréal geprägte Slogan „Weil ich es mir wert bin“ darauf ab, was nicht zuletzt erklärt, daß er sich als globales Motiv gut eignet und Anwendung findet; z. B. als „Parce que je le vaux bien“ oder als „Because I'm worth it“

Der Hypomaniac fungiert als Meinungsführer und Gatekeeper in sozialen Netzwerken, weil er in seinen Hochphasen die Menschen sucht und enorm mitteilsam ist. Gepaart mit hohem Product Involvement trägt er seine Begeisterung über Produkt und Marke weiter und treibt die in Zeiten der massenmedialen Streuverluste so wichtige Mund-zu-Mund-Propaganda voran. Die dem Hypomaniac eigene Langeweile, Rastlosigkeit und Unzufriedenheit mit dem Status Quo sind laut Hirschman und Stern verantwortlich für den engen Zusammenhang zwischen Hypomanie und Innovationsfreudigkeit – was sich paart mit der Risikobereitschaft, Neues auszuprobieren, Abenteuerlust und Kreativität. Damit wird der Hypomaniac nicht nur ein typischer Pioniernutzer für innovative Produkte, die er vor allem wegen Ihres – wie auch immer gearteten – Neuheitsversprechens kauft. Vielmehr entpuppt sich der Hypomaniac auch wegen dieser Eigenschaftskombination als eine Schlüsselfigur für die Produktentwickler. Einerseits hegt er hohe Anspruchshaltungen in bezug auf Produktinnovation, andererseits zweckenfremdet er aber auch mit einem hohen Maß an Kreativität Produkte, um zu neuen funktionalen Lösungen zu gelangen. So verkörpert er den Idealtyp des sogenannten „Lead User", der als avantgardistischer Referenzkonsument wesentliche Impulse zur Neu- und Weiterentwicklung von Produkten geben kann. Anders als es eingangs Frédéric Beigbeder behauptete, ist es also keineswegs der Werber, der heute entscheidet, was alle morgen wollen. Vielmehr ist es der Hypomaniker, der heute als Lead User erfindet, was andere noch nicht zu träumen wagen, aber es morgen begeistert als innovatives Produkt kaufen.

Das Konsumverhalten von leicht bis mittelschwer Depressiven besitzt dagegen, wenn man die Ergebnisse von Hirschman und Stern ansieht, vorderhand weniger attraktive Züge. Das heißt jedoch nicht, daß es gegenüber dem Hypomaniac nicht auch Vorteile aufweisen würde. Zu nennen sind beispielsweise das Horten, um für zukünftige Unglücksfälle gerüstet zu sein. Und vor allem heben Hirschman und Stern das routinisierte Entscheidungsverhalten hervor. Letzteres äußert sich vor allem in einer erhöhten Markentreue, da für den Depressiven mit einem solcherart habitualisierten Kaufverhalten ein Mittel existiert, um der notorischen Entscheidungsschwäche zu begegnen. In Zeiten abnehmender Markentreue eine sehr wesentliche Erkenntnis. Erfahrungsgemäß wechselt nämlich ein hoher Prozentsatz an Konsumenten die Marke, obwohl sie mit dem bisherigen Produkt „zufrieden“ oder gar „sehr zufrieden“ waren. Bei PKWs sind das rund 60 % Wechsler bei 85 bis 95% Zufriedenheitsgrad (Reichheld 1993).

Aus den Unterschieden zwischen Hypomanie und Dysphorie läßt sich schließen, daß der ideale Konsument manisch-depressive Züge gemäßigter Schwere tragen sollte. Wer zwischen leichter Manie und leichter Depression hin- und her oszilliert, zeigt auf der einen Seite ein erwünscht experimentierfreudiges Konsumverhalten, das Innovationen gegenüber aufgeschlossen ist und immer wieder nach Abwechslung dürstet. Auf der anderen Seite wird dies jedoch unterbrochen von Phasen beträchtlicher Markentreue, die auf stark habitualisiertes Kaufverhalten zurückgeht, um sich möglichst mit Kaufentscheidungen nicht unnötig zu belasten. Das ist der Spagat, von dem Marketingabteilungen in Zeiten fortgeschrittener Individualisierung und volatilen Kaufverhaltens träumen – gerade im e-Commerce, wo die Konkurrenz nur einen Mausklick entfernt sitzt. Bei manisch-depressivem Konsum handelt es sich also um die nächste Stufe des sogenannten hybriden Kaufverhaltens, sprich um die Avantgarde des Konsums. Dazu später mehr.

## Ein Marketingkonzept für das Schwerkommunizierbare: Zur Mechanik von Stigmatisierung und Entstigmatisierung

Die bisher zusammengetragenen Beobachtungen möchte ich im folgenden ergänzen, systematisieren und damit die Strategie der Vermarktung von Depression schärfer herausarbeiten. Was sich nämlich herauskristallisiert, ist eine ausgeklügelte Mechanik von Stigmatisierung und Entstigmatiserung, die der Diffusion eines Trends, namentlich der Vermarktung von Depression, Vorschub leistet. Diese Mechanik läuft, wie wir jetzt sehen werden, über insgesamt fünf Stufen.

Stufe 1: Thematisierung. Diese besteht darin, einzelne Symptome zu einem ganzen Krankheitsbild zusammenzufassen. Vormals als unzusammenhängend angesehene Erscheinungen, Ereignisse etc. werden plötzlich in einen Zusammenhang gebracht und auch mit einem zugkräftigen Etikett versehen. Das ist das, was Kognitionsforscher und Soziologen gerne unter sozialer Konstruktion verstehen. Soziale Konstruktion verschafft Symptomen ihre Bedeutung und ihren Wiedererkennungswert und macht sie als ganzes einfach kommunizierbar. Berichte in den bei Massenmedien gängigen Gesundheitsspalten und -Sendungen sind einer der Schlüsselfaktoren, um solche Thematisierungen auf eine breite Basis zu stellen. Das ist gerade bei Depression besonders wichtig, weil die Symptome generell stark streuen. Das gilt im übrigen auch für die Ursachenzuschreibungen, z. B. bei der aktuell durch die Massenmedien geisternden Winterdepression. Während die Frankfurter Rundschau vom 6. Januar 2001 die Winterdepression auf die Erscheinungen des Winters wie Lichtentzug und Kälte zurückführt, wurde am 5. Januar 2001 in der Münchener Abendzeitung Winterdepression dem diesjährigen Ausbleiben des Winters zugeschrieben.

Stufe 2: Stigmatisierung. Die Stigmatisierung besteht darin, die Anomalität bzw. soziale Unerwünschtheit eines Sachverhalts herauszuheben. Krankheit, Gebrechen oder andere körperliche Merkmale wie Geruch zählen besonders dazu. Im Falle psychischer Krankheit kommt noch eine wichtige Facette hinzu, weshalb die Vermarktung von Depression so interessant und die Schaffung des Marktes so schwierig ist: das Paradoxon psychischer Krankheiten, so schreiben Kalle Lasn und Bruce Grierson im Journal of the Mental Environment vom Juni 2000, liegt darin, daß diejenigen, die der Hilfe am meisten bedürfen, dies am allerwenigsten erkennen (Lasn/Grierson 2000). Das heißt, die Stigmatisierung enthält in diesem Fall einem doppelten Affront. Nicht nur wird einer Person eröffnet, daß sie krank ist und damit von der Norm abweicht, sondern – noch viel schlimmer – wird ihr im selben Atemzug auch unterschoben, daß sie nicht in der Lage war, dies selbst zu merken. Wie die Marketing-Praxis damit umgeht, zeigt das folgende aktuelle Beispiel: Pünktlich zum Beginn der nebligen Jahreszeit hatte die kostenlos ausliegende Apotheken-Umschau in ihrer Ausgabe vom 2. November 2000 den Aufmacher: „Sind Sie depressiv, ohne es zu wissen?" Versprochen werden auf dem Titelbild a) ein Selbsttest und b) bessere Therapien. Im Test gibt es 20 Fragen zu beantworten, bei denen man bis zu 60 Depressionspunkte erzielen kann.

Das sind nur die alleroffensichtlichsten Techniken der Stigmatisierung. Weitere Varianten beinhalten die Behauptung eines Performanzverlusts in Arbeits-, Freizeit- oder Sexualsphäre oder beziffern die enormen Kosten, die im Gesundheitswesen entstehen. Ein typisches Zitat aus den USA lautet etwa: „Authorities estimate that depression costs the nation $43 billion a year for medications, professional care, and lost school- and workdays." (www.depression.com 2000)

Reaktionen wie Verunsicherung und Verärgerung bei den Adressaten über solche Vorhaltungen sind nur allzu verständlich. Es liegt daher nahe, daß allein mit der Stigmatisierung – obwohl sie natürlich eine zwingende Voraussetzung für den Erfolg darstellt – Konsumanreize und damit Märkte nicht zu erzeugen sind. Vielmehr bedarf es einer weiteren Bearbeitung der Kunden in spe, welche auf versöhnliche Weise die Adressaten nachhaltig positiv stimuliert. Das heißt: nach der Stigmatisierung in den Stufen 1 und 2 muß sich im Anschluß eine schrittweise Entstigmatisierung vollziehen.

Da ist zunächst Stufe 3: Epidemisierung. Die Epidemisierung verfolgt den Zweck, dem stigmatisierten Konsumenten sodann klarzumachen, daß sein Syndrom mittlerweile solche Verbreitung genießt, daß es beinahe schon wieder normal erscheint. Ähnlich wie Karies, Plattfüße oder Parodontose zu den normalen Lebensumständen in zivilisierten Ländern zählen. Die sogenannte Volkskrankheit ist also in Wirklichkeit ein neudefinierter Gesundheitsstandard. Da heißt es dann – gleichzeitig aufschreckend und beschwichtigend – in der Apotheken-Umschau: „die WHO stuft die Depression weltweit als die zweithäufigste Erkrankung ein." Unterstützend wirken in diesem Zusammenhang erstens Trendaussagen, z. B. daß Prozentsätze, Fallzahlen etc. steigende Tendenz aufweisen oder daß eine Behandlung niemals so erfolgversprechend war wie heute. Typischer Slogan: „more treatable than ever".

Auf einen solchen Claim setzt beispielsweise auch das sogenannte „Kompetenznetz Depression" (www.kompetenznetz-depression.de) in seiner aktuellen, auf zwei Jahre angelegten Werbekampagne (Abb. 1).

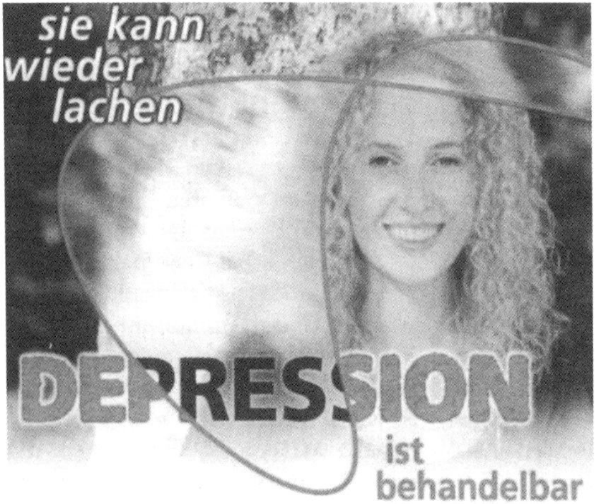


Abb. 1: Plakat des Kompetenznetzes Depression
(Ausschnitt; aus: Horizont, 2/2001, S. 20)

Im Marketing-Wochenblatt Horizont vom 11. Januar 2001 heißt es über die Kampagnenplakate: „Sie zeigen Menschen in Alltagssituationen und werden mit dem Schriftzug »Depression« übertitelt, der durch wechselnde Aussagen ergänzt wird. Eine Schlinge durchzieht Text und Bild und trennt den scharfen von einem verzerrten Teil." (anon. 2001) Im Anschluß erläutert Walter Bauer-Wapnegg von der beauftragten Werbeagentur Pool X das dahinterstehende Konzept: „Den Begriff Depression darf man als bekannt voraussetzen, deshalb steht er als Wortmarke im Mittelpunkt. Die Schlinge gibt einen visuellen Impuls..." So schildert der Kreative die Motivation der von der Sparda-Bank gesponserten und der SPD moralisch unterstützten „Social-Werbung".

Zweitens gehört notwendigerweise zur Epidemisierung, die Grenzen der Anomalität systematisch zu leichteren Erscheinungen hin auszuweiten und möglichst viele Symptome unter das Krankheitsbild zu subsumieren. Im 60-Punkte-Test der Apotheken-Umschau reichen beispielsweise schon 5 Punkte für die Diagnose einer leichten depressiven Störung aus und verordnen dem Leser einen Termin beim Therapeuten.

Dies bereitet den Weg für Stufe 4: Optionalisierung. Die Optionalisierung besteht darin, daß der Konsument die Möglichkeit erhält, diesen nunmehr als normal und allgegenwärtig erkannten Zustand für sich zu individualisieren, um daraus eine individuelle Lifestyle-Option zu formen. Unter Bedingungen gesellschaftlicher Individualisierung dient die Option Depression einerseits als Vergemeinschaftungsangebot. Sie bietet aber aufgrund der unüberschaubaren Vielzahl möglicher Symptomkombinationen gleichzeitig die Möglichkeit, sich in dieser Vergemeinschaftung durch seine je eigene Kombination zu individualisieren. Die beiden Soziologen Hitzler und Pfadenhauer (1998) formulieren die innere Logik solcher Gemeinschaften als Kombination aus „We are one Family" und „We are different", was in dialektischer Weise zur Devise „We are one different family" gerinnt.

In dieser Vergemeinschaftungslogik hat auch wieder die Ausweitung der Krankheitsgrenzen ihre Funktion. Denn diese stellt letztlich nichts anderes dar als zusätzliche Vergemeinschaftungsangebote an diejenigen mit sehr schwachen oder nur entfernt in Beziehung stehenden Symptomen. Was diese Personen nunmehr nutzen können oder nicht. Hier wird noch einmal besonders deutlich, daß Trends letztlich nichts anderes darstellen als freiwillige Vergemeinschaftungen unter Bedingungen fortgeschrittener Individualisierung.

Im Kontext des e-commerce spricht man bei solchen Maßschneiderungsmöglichkeiten auch von Mass Customization. Dies ist insofern eine interessante Betrachtungsweise, als sie vom Standpunkt des Konsumenten zum Standpunkt des Produzenten bzw. Anbieters überwechselt und dessen Rolle thematisiert. Zwar ist es bei uns verpönt, im Gesundheitswesen von Anbietern zu sprechen – hier hat sich der Euphemismus des Leistungserbringers durchgesetzt –, doch eröffnet gerade dieser Perspektivwechsel nochmals neue Einblicke. Denn die Existenz von Lifestyle-Optionen für die Konsumenten bedeuten auf Anbieterseite Geschäftsmodell-Optionen, die sich ausdrücken als Spezialisierungs-Optionen bzw. als Diagnose-Optionen oder Therapie-Optionen. Die jüngere Geschichte psychischer Störungen läßt nämlich offen, ob es sich bei der Häufung von Krankheiten um eine Zunahme bei den Patienten oder eine Zunahme bei den Diagnosen handelt. So etwa beim sogenannten „Borderline-Syndrom“ (Saum-Aldehoff 1995). Dieses galt zeitweise als eine veritable „Trendstörung“ – wobei der Trend weniger in der Störung selbst als in deren auffallend häufiger Diagnose gesehen wurde. Ist es also der Trend, der selbst zur Störung wird?

Auch andere Einflüsse auf das Diagnoseverhalten, insbesondere die persönliche Strukturierung des Diagnostizierenden, mögen eine Rolle spielen. Irving Berent (1981) von der University of California hebt in seinem Buch „The Algebra of Suicide“ hervor: „The suicidal person is a reminder of our own potential for depression. ... Again, to recognize depression (...) in any one person results in the recognition of our own capacity to be depressed.“

Ich möchte die Frage der sogenannten „Überdiagnostik“ jedoch nicht weiter vertiefen und komme nun zur Stufe 5: Pop-Kulturalisierung. Soll Depression wirklich als Lebensstil-Angebot, als Lifestyle-Option statt als stigmatisiertes Leiden verstanden, konsumiert und folglich tatsächlich gelebt werden, müssen attraktive Angebote in populärkulturellen Kontexten geschaffen werden. Merchandising, E-Commerce-Plattformen und popkulturelle Aufarbeitungen markieren dabei zentrale Angebote und Denkfiguren, die in Lifestyle-Zusammenhängen regelmäßig auftreten, ja de facto unabdingbar sind. Diese drei Formen möchte ich im folgenden kurz skizzieren.

Zuerst zum Merchandising: Natürlich versteht es sich von selbst, daß Artikel und Test im Kundenblatt der Apotheker mit einem Buchtipp enden: Der Ratgeber „Depression und Angst“, erhältlich für 34.80 DM nur in Ihrer Apotheke – ein Einsteigerangebot für alle, die auf den Geschmack gekommen sind oder über die 5 Punkte-Hürde kommen konnten.

Viel interessanter als das naheliegende, ja beinahe primitiv anmutende Cross-Selling der Apotheken-Umschau ist jedoch das Geschäftsmodell des e-Commerce-Unternehmens Depression.com (www.depression.com, siehe Abb. 2), das man bei der Suche nach „Depression“ im Internet als Website mit der höchsten Relevanz ausgewiesen erhält (www.google.com).

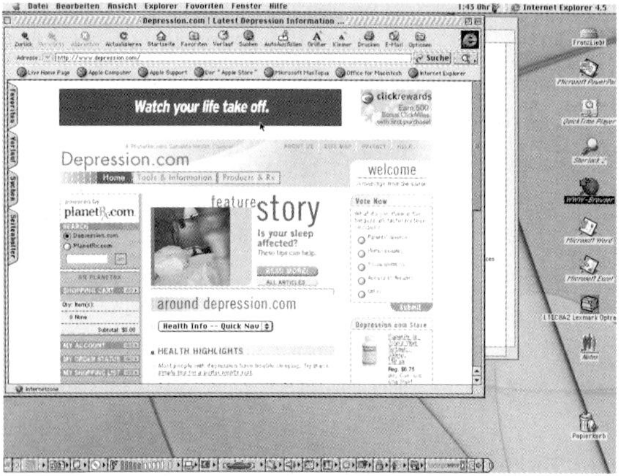


Abb. 2: Homepage von www.depression.com

Wie alle e-Commerce-Anbieter schaltet Depression.com Bannerwerbung. Bemerkenswert ist dabei, daß gerade die US-Army versucht, mit dem ermunternden Slogan „Watch Your Life Take Off“ Soldaten unter den Depressiven und Depressions-Interessierten zu akquirieren. Insgesamt ist die Website sehr nutzerfreundlich aufgebaut und besitzt eine angenehm feminine Farbgebung, die an pflegende Kosmetika aus der Apotheke erinnern läßt. Das leicht zugängliche Informationsangebot unter der Rubrik „Tools & Information“ ist recht ausführlich geraten und hält sich eng an unseren Marketing-Stufenplan. Die Artikel stammen alle von „award-winning health writer Michael Castleman, the author of 10 consumer-health books and more than 500 articles dealing with health, medicine, fitness, and sexuality“. Sie besitzen mit ihrer Orientierung an Fre-

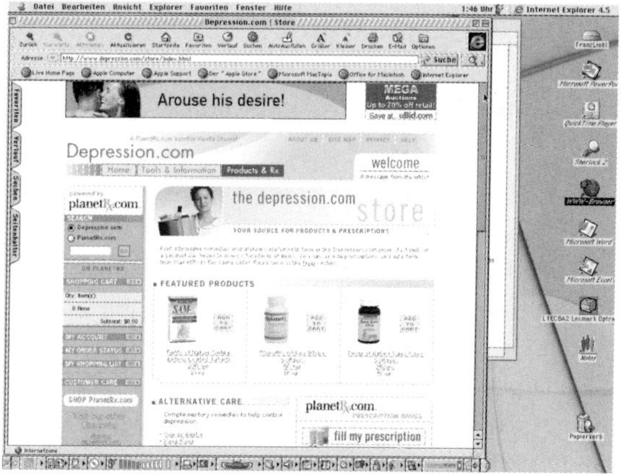


Abb. 3: Homepage von www.depression.com

quently Asked Questions insgesamt einen ähnlichen Aufbau wie in unserem Apotheker-Blatt.

Das zentrale Funktionsmerkmal der Website deutet sich schon an dem farblich abgesetzten Balken am linken Rand an, der den Status des eigenen Einkaufswagens zeigt. Das ist der der Webshop, der sogenannte Depression.com Store, auf den man stößt, wenn man „Products & Rx" anklickt (siehe Abb. 3).

Die virtuelle Apotheke, hier mit der Bannerwerbung eines Kosmetikanbieters, reflektiert sehr deutlich die von Hirschman und Stern genannten Merkmale depressiven Konsums. Zunächst fällt die sinnvolle Reduktion des Angebots auf, d. h. man braucht sich im Prinzip nicht mehr zu entscheiden, alles ist auf Habitualisierung ausgerichtet. Die wenigen Marken, im wesentlichen Rx und Fields of Nature, sind deutlich hervorgehoben. Die Produktnamen werden mehrfach, fast schon einhämmernd, in kurzen Abständen wiederholt. Nichtsdestoweniger existiert die Option, Zugriff auf Hunderte von Präparaten zu haben, wenn dies in manischen Phasen gewünscht ist – was sich in der offensichtlich glücklich konsumierenden Frau mit ihrer überbordenden Einkaufstüte ausdrückt. Für dieses Webdesign gilt, was Frédéric Beigbeder (2000, S. 17) folgendermaßen charakterisiert: „Der Himmel immer blau, die Mädels niemals häßlich, ein perfektes Glück, retuschiert mit Photoshop. ... Ihr Leiden ist das Doping des [e-]Commerce."

Was die Apotheken-Umschau indes verschweigt und Depression.com erst an hinterletzter Stelle vermerkt, sind neuere Studien etwa von der Duke University, die billigen sportlichen Aktivitäten wie Joggen signifikant höhere Wirkung bescheinigen als teuren Pillen (SZ v. 23./24. September 2000, S. 16). Die Behandlungsergebnisse der joggenden Depressiven waren sogar erheblich besser als bei der zweiten Kontrollgruppe, bei der Sport und medikamentöse Behandlung kombiniert worden waren. So weit zu den e-Commerce-Angeboten.

Besonders wichtig für die Entstigmatisierung sind die kulturellen und vor allem popkulturellen Aufarbeitungen eines Themas, weil sie seinen Lifestyle-Aspekt massiv betonen bzw. verstärken. Das geschieht zum einen natürlich durch die Popmusik und ihre Texte, die typischerweise von der „Teenage Depression" handeln (siehe hierzu Niedzviecki 2000); aber es geschieht auch durch den zeitgenössischen Roman, in dem besonders detailliert die individuellen Lifestyle-Varianten von Depression referiert werden können. So beschreibt der unvermeidliche Frédéric Beigbeder (2000, S. 57, S. 87) in „99 Francs" Werbeagenturen als ein Milieu, in dem Depression allgegenwärtig ist, ja zum Arbeits- und Lebensstil unauflöslich dazugehört. Dort existieren zahlreiche Individualisierungsformen eines depressiven Konsums, wie zum Beispiel die folgende: „Im übrigen, alle, die hier schuften, sind Alkoholiker, depressiv oder drogensüchtig. ... Du gibst der Versuchung nach, ins Solarium zu gehen. Seitdem Du deprimiert bist, und das heißt praktisch täglich, gönnst Du Dir einen Termin im Solarium. Was zur Folge hat, daß Du umso gebräunter herumläufst, je größer Deine Mißstimmung ist. Die Traurigkeit verleiht Dir eine gute Miene. Die Verzweiflung produziert Deinen Gletscherbrand. Wie Du Dich verrätst, daß Du unglücklich bist? Deine Visage brennt wie Feuer. Du glaubst, daß gebräunt sein Dir erlaubt, jung zu bleiben, während es sich genau umgekehrt verhält. Man erkennt die alten Knacker an ihrem permanenten Sonnenbrand. ... Die Jungen dagegen sind bleich und unruhig..."

Nicht ohne Grund wird Frédéric Beigbeder als Epigone von Bret Easton Ellis angesehen (Maak 2000), bei welchem erstmals und mit exemplarischer Intensität ein Lifestyle beschrieben wurde, der Depression mit Gewalt und Markennamen verquickt. Dies galt schon für das 1991er „American Psycho", erreichte jedoch seinen Höhepunkt im 1999er Roman „Glamorama", wo Antidepressiva einen gleichberechtigten Stellenwert neben Kokain, Terrorismus, Prada und Gucci einnehmen.

## „My Mind Is Killing Me“ (Illusion of Safety)

Ich komme nun zum Schluß meiner Ausführungen. Unsere Erfahrungen mit der Verbreitung von Trends und Themen zeigen, daß die Lifestyle-Entwicklung einem typischen Muster unterliegt; sie muß immer dann als besonders stark angesehen werden, wenn erstens neue Lifestyle-Zeitschriften einem bestimmten Thema gewidmet werden und wenn zweitens eine systematische Ausweitung des Phänomens auf neue Gebiete erfolgt. Genau das ist in jüngerer Vergangenheit mehrfach geschehen.

Erstens existiert seit kurzem ein neues krankheitsorientiertes Lifestyle-Magazin namens „my“, eine Art Gegenentwurf zu „fit for fun“. „Manchmal fehlt zum Glück nur die richtige Krankheit“, leitet die Herausgeberin Charlotte Seeling das Editorial der Ausgabe vom Januar 2001 ein. Wie sehr Krankheit zur Individualisierung und Erfüllung des individuellen Lifestyle beiträgt, zeigt Seeling am Beispiel des Musikers Keith Jarrett. Wörtlich heißt es: „Nachdem er ein Tal der tiefen Depression durchwandert hat, ist er heute davon überzeugt, dass seine Krankheit für ihn genau »richtig« ist.“ Slavoj Zizek (1991) arbeitete einst in „Liebe Dein Symptom wie Dich selbst!“ dieses L'Oréal-hafte „Weil ich es mir wert bin“ wie folgt heraus: „Und insofern im Symptom ein Kern des Genießens persistiert, der jeder Interpretation wiedersteht, ist vielleicht auch das Ende der Analyse nicht in einer interpretativen Auflösung des

Symptoms zu suchen, sondern in einer Identifikation mit ihm, in einer Identifikation des Subjekts mit ... diesem partikularen »pathologischen« Tick." Angekündigt sind im übrigen für das nächste Heft von „my" identifikationsträchtige Themen wie Winterverletzungen und Internet-Sucht.

Mit den Internet-bezogenen Krankheiten wären wir auch schon beim Phänomen der Themenausweitung. Themenausweitung und Themenanalogien sind immer als Indiz dafür zu werten, daß der Zustand der fortgeschrittenen Verbreitung erreicht wurde. Für die Anwendung eines Unbekannten Theorie-Objekts auf das Internet gilt das in besonderem Maße. Hierzu einige Beispiele. Da gibt es zum einen das sogenannte „sudden-wealth-syndrome", das als Depression angesichts zu schnellen Reichtums bei Start-up-Unternehmern auftritt.

Darüber hinaus wird neuerdings die sogenannte „Internet-Depression" diskutiert, die weniger unter Aktienbesitzern und Firmenchefs der New Economy grassiert, als vielmehr bei Internet-Nutzern, die nach enttäuschenden Erfahrungen mit e-Commerce-Angeboten, mangelnder Performanz von Suchmaschinen und Portalen sowie angesichts hoher Absturzneigung cooler Web-Designs (Lovink/Liebl 2001) einen massiven Interesseverlust aufweisen. Ganz zu schweigen von den Grübeleien, was die diversen Anbieter im Netz mit den persönlichen Daten und den Kreditkartennummern so alles anstellen könnten. Ob die massiven Ängste vor dem immer häufiger vorkommenden Identitätsdiebstahl wirklich begründet sind, wird sich erst im Lauf der Zeit zeigen. Es verwundert daher nicht, daß einer neuen Studie zufolge die Zahl der Internet-Nutzer in den USA im Jahr 2000 um 30 Millionen abgenommen hat. Wir dürfen gespannt sein, ob und wie es gelingt, auch eine Internet-Depression geeignet zu vermarkten. Ein psychologisches Geheimnis des Vermarktungserfolgs wird in „99 Francs" (Beigbeder 2000, S. 37) schon sehr schlüssig formuliert, weswegen ich ein wirklich allerletztes Mal daraus zitieren möchte: „Wissen Sie, bei Procter haben wir ein Sprichwort, das heißt: »Halten Sie die Leute nicht für blöd, aber vergessen Sie nie, daß sie es sind.«"

## Literatur

anon. 2001 ¶ anonymous (nir): Kampagne soll Selbstmordrate senken. Wie man gegen etwas wirbt, das man nicht erwähnen darf: Nürnberger Pilotprojekt stellt besondere Anforderungen an die Kreation; in: Horizont, #2, 11. Januar, 2001; S. 20

Beigbeder 2000 ¶ Beigbeder, F.: 99 Francs; Paris 2000

Berent 1981 ¶ Berent, I.: The Algebra of Suicide; New York 1981

Ellis 1991 ¶ Ellis, B. E.: American Psycho; New York 1991

Ellis 1999 ¶ Ellis, B. E.: Glamorama; New York 1999

Hirschman/Stern 1998 ¶ Hirschman, E. C.; Stern, B. B.: Consumer Behavior and the Wayward Mind:

The Influence of Mania and Depression on Consumption; in: Advances in Consumer Research, Vol. 25, 1998; S. 421–427

Hitzler/Pfadenhauer 1998 ¶ Hitzler, R.; Pfadenhauer, M.: Eine posttraditionale Gemeinschaft. Integration und Distinktion in der Techno-Szene, in: Hille-brandt, F.; Kneer, G.; Kraemer, K. (Hrsg.): Verlust der Sicherheit? Opladen 1998, S. 83-102

Kämmerlings 2001 ¶ Kämmerlings, R.: Ich & Co. – Unternehmer sehen sich an; in: Frankfurter Allgemeine Zeitung, #2, 3. Januar, 2001; S. N 5

Lasn/Grierson 2000 ¶ Lasn, K.; Grierson, B.: Malignant Sadness – American Psyche; in: Adbusters – Journal of the Mental Environment, #30, June/July 2000; S. 28–39

Liebl 1999 ¶ Liebl, F.: Marketing für Bastler; in: Econy, Vol. 2, #4, August/September, 1999; S. 132–133

Lovink/Liebl 2001 ¶ Lovink, G.; Liebl, F.: Den Interface-Value optimieren: Design in der New Economy (erscheint in: form.diskurs, Nr. 8, I/2001: Design Economy; Verlag form : Frankfurt/M. 2001)

Maak 2000 ¶ Maak, N.: Hohn und Spott – Frankreich hat nach Michel Houellebecq einen neuen Skandalliteraten: Den Werbefachmann und Dandy Frédéric Beigbeder; in: Süddeutsche Zeitung, #212, 14. September, 2000; S. 19

Niedzviecki 2000 ¶ Niedzviecki, H.: We Want Some Too: Underground Desire and the Reinvention of Mass Culture; Toronto 2000

Reichheld 1993 ¶ Reichheld, F. F.: Loyalty-Based Management; in: Harvard Business Review, Vol. 71, #2, March/April, 1993; S. 64–73

Saum-Aldehoff 1995 ¶ Saum-Aldehoff, T.: Das gefährliche Leben auf dem Drahtseil: Bis zu fünf Prozent der Bevölkerung leiden unter der psychischen „Trendstörung“ Borderline/Schwierige Therapie; in: Frankfurter Rundschau, #150, 1. Juli, 1995; S. 10

Wittchen 2000 ¶ Wittchen, H.-U. (Hg.): Depression 2000: Eine bundesweite Depressions-Screening-Studie in Allgemeinarztpraxen; Fortschritte der Medizin, Originalien-Ergänzungsband Sonderheft I/2000 der MMW-Fortschritte der Medizin, 118. Jahrgang, 5. November, 2000

Zizek 1991 ¶ Zizek, S.: Liebe Dein Symptom wie Dich selbst! Jacques Lacans Psychoanalyse und die Medien; Berlin 1991

# Nur das nicht

Bruchstücke einer Performance von Jutta Koether

Vorspiel

(3 Dias von Wandbildern, Musik vom Band, Scott Walker: Auswahl von Pola X-Filmmusik und von Tilt und eine lange Cover-Version von Suicides „Ghost Rider" von Sort Sol... )

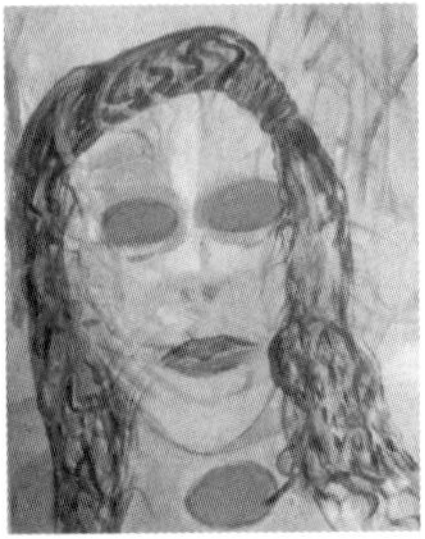

Bild 1: I loved you once (jeweils 3 Min)

(Pianospiel)

Am Anfang steht die radikale Verweigerung der Welt im Zustand, in dem sie sich befindet, sowie der Glaube an die Begriffe von Gut und Böse. Der Wille, diese Begriffe zu ergründen, ihren Wirkungsbereich abzustecken. Der Stil kann variieren, das ist eine Frage des persönlichen Befindens. (MH)

Nur das Unmögliche ist den Versuch wert! (JW)

the rest is instinct rising from the soul, from the shock of the moment. (KK)

(Intonationen mit Hammer... wird hier und an verschiedenen Stellen im Verlauf der Aufführung eingesetzt, semi-improvisiert, wie das Solo eines Instruments)

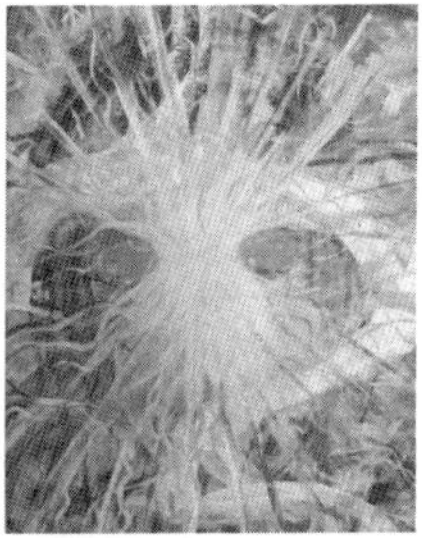

Bild 2: People´s Portrait

What the proper historical stance (as opposed to historicism) 'relativizes' is not the past, but paradoxically the present itself – our present can be conceived not only as the outcome of what actually happened in the past, but also of the crushed potentials for the future that were contained in the past. We have to conceive of ourselves as the materialization of the ghost of past generations, AS THE STAGE in which these past generations retroactively resolve their deadlocks... but „we (in this present)... in sex as well as in politics and possibly in art take refuge in catastrophic scenarios in order to avoid the actual deadlock. (after SZ)

Ich bin in der Überzahl!

(Pianospiel)

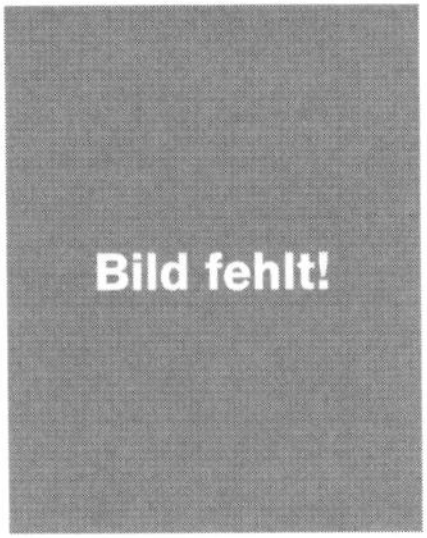


Bild 3: Self-Alienated Spirit

a character out of character, an artist in search of a social situation, while being confronted  with mental blackout, cold failure, bad instincts... yet ready to forge some rhythms of vision.

a subject is the local occurance of a process of truth (AB)

so let´s see what the artist does:

becoming a self-alienating spirit, doing deranged drills for a vanishing anti-market behaviour

finding those disruptive and anti-synthetic aspects of imagination swimming in an abyss of freedom,... artist work as mental event... knowing „the universally accepted point of reference is missing, we are thrown into a process of radically open and unending symbolic (re)negotiation and (re)invention.“ (SZ) But then here is a site, that provides us symbolically with the ground on which we thrive, the all is already-always-there-stuff.

Music!

Let's have music!

(Piano)

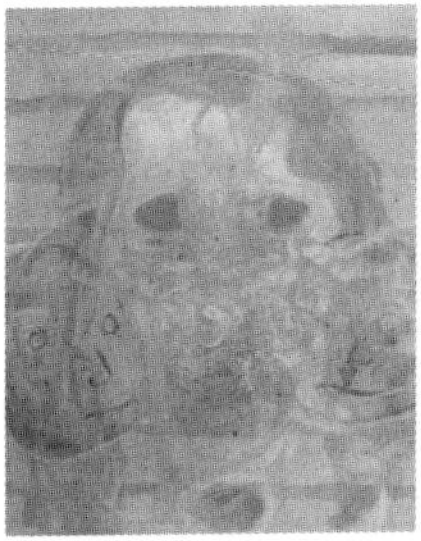

Bild 4: Light Was. Salvation

Einmal, da hört ich ihn, da wusch er die Welt, ungesehn, nachtlang, wirklich. Eins und Unendlich, vernichte, ichten. Licht war. Rettung. (PC)

not going with the flow

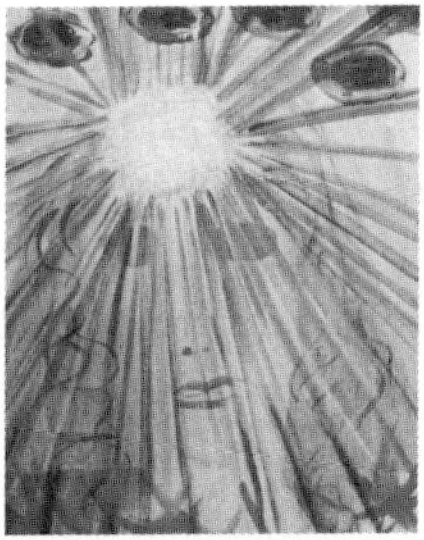

Bild 5: The One Is Not

Gegenwärtig bewegen wir uns in einem 2-dimensionalem System: dem der erotischen Attraktivität und dem des Geldes. Alles andere, das Glück und das Unglück der Leute leitet sich daraus ab. (MH)

I am a worm, though art dust! Where are my sinews of yesterday? My muscles of tomorrow? And the proud vegetable mould of my soul, where was it, a thousand centuries ago! and how, unendingly, it rushes on, rushes past! ...nameless! and for what? Oh, I beg your pardon, „for some Law or OTHER ! Being is form.... O Robe of Maya , O skirt of a mummy, I frantically kiss your mortuary hems!... I´m confidently going to brew up this respite in the bosom of the unconscious.

At last crisis. Two weeks of wanderings, and all without my Guardian Angel writing back to me...

I love everything, preferring everything to love me. Tunnels of gold. Death which dies, dead-drunk! Now you didn´t believe you should keep silent; well let there be a human cry, if one´s still left for you (JL)

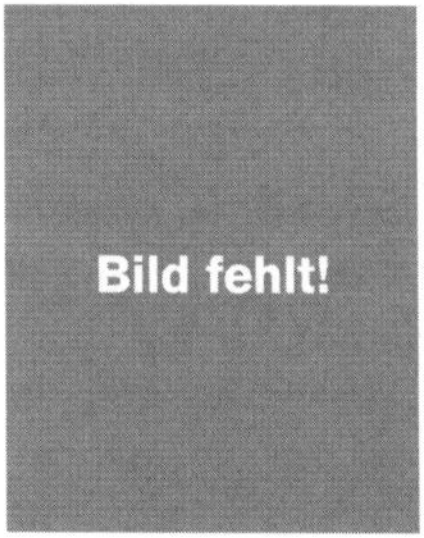


Bild 6 : Event Mental

(In Paris) when a dog looks at me, I cry. What have I done to the dog? Or what did he do to make me cry. I cry when I see certain people, movements, and objects. Everything I see, hear, think, feel, pains me. My thoughts are like the wriggling of worms. Emptiness overwhelms me. I am void. (KK)

When you rise again, when I rise again, the hangman hangs on the gate and the hammer sinks in the sea.

Wenn du auferstehst, wenn ich aufersteh', hängt der Henker am Tor, sinkt der Hammer ins Meer. (IB)

Einmal muß das Fest ja kommen...

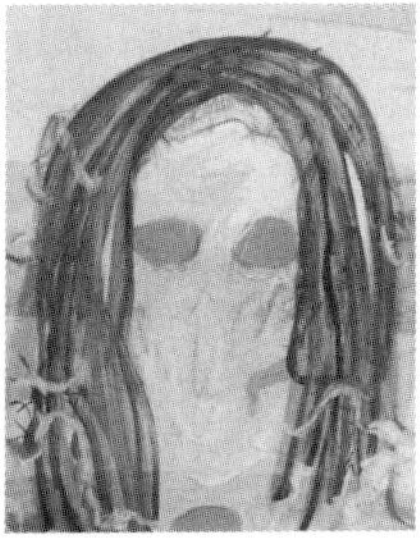

Bild 7: Total Need

Es ist – meistens – der Kopf einer Frau. Die Frau wird Unbekanntes finden. Sie starren aus unterschiedlich gemalten Augenfelder. Die sind nicht wirklich tot. Sind orange. Die Lieblingsfarbe von buddhistischen Mönchen und Frank Sinatra. Das sind die Geister. Zeugen. Zerstörte Potentiale der Vergangenheit. Die sind mit mir.

Ich spiele nicht, ich bin das!

half-gnawed, mask-miened corbel stone, deep, in the eyeslit-crypt:

inward, upward into skull's inside, where you break up heaven, again and again, into furrow and convolution he plants his image, which outgrows and outgrows itself. (PC)

Es sind keine Bilder von Menschen, es sind Bilder von Ereignissen, die aus Situationen entstanden. Es wurde kein Versuch unternommen, Situationen zu konstruieren, sondern die vorgefundenen zu berücksichtigen. So kam ein Interesse an der Darstellung psychischer, ontologischer, sozialer Zersetzungsprozesse auf. In dieses Projekt wurden Besucher mit hineingezogen, die Bilder kommentierend zu korrigieren, und so mental mitzugestalten. So wurden es Bilder jenseits meiner, aber in einer mehrstimmigen „Kontrolle“. Es wurden Dreckstücke, Schlawinerinnen. Bilder wie Schaum vorm Mund. Gefallene Bilder mit einer menschlichen Präsenz drin. Risse, Krusten, innerer Matsch, der nach außen tritt. Die Farben des Lebens. Als bunter Schaum vorm Mund. Und es geht darum, aus dem Schaum und den Kringeln, Ornamenten, Bewegungen und Augen etwas herauszulesen. Es laut vorzulesen. Kunst, die einen sprechen macht ... in Spannung Stehengelassenes. Woraus sich eine Darstellung von echtem Schmerz ergeben kann. Das ist das, was man sieht. Es gibt verschiedene Dinge, auf die sich diese Bilder beziehen: Die griechisch-römischen Mumienporträt-Malereien: persistent und performativ zeigen sie in der Stilisierung die radikale Obszönität des täglichen Lebens; sie sind nah, sie erlauben alle möglichen Karnivalisierungen. Die Bilder beziehen sich außerdem: auf Odile Redon´s „Grünen Tod“, auf Zizeks Rede vom „gesichtslosen Monster", auf Bilder, die gleichermaßen Masken und beißende Hunde sind, auf Picabias Bild „Dimanche", auf Rimbauds Gedicht „Au Cabaret Vert" und die darin enthaltenen visuellen „Anweisungen" (verschiedene Farben, Wandgestaltung, goldener Schaum, groteskes Porträt einer Frau). Auf die Geschichte der Bilder, die von der Wand fallen wollen.

(Und dann sind da, analog zu den Porträts, die Bilder, die selbst Wand sind. Wand-Bespannungen aus verschiedenfarbigem dicken Vinyl, auf denen geschriebene Hinweise, Markierungen und Adler-Aufnäher, kopfüber fliegend, zu sehen sind.)

Darauf eröffnete sich die Möglichkeit, der Brüderlichkeit der Sympathie und Liebe neuen Sinn zu verleihen. Und so ist man alles. Und die Welt von morgen war weiblich und die Ontologie eine zustandsbezogene.

Ich habe es getan, ihr nicht!

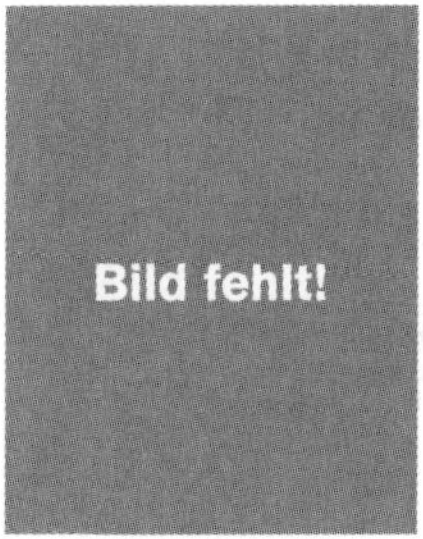


Bild 8: I need your eyes

Wir werden nicht um eine Neudefinition des eigentlichen Begriffes der Realität herumkommen. Für das Gefühlsleben sollte man sich DAS bereits jetzt vor Augen führen. Wir werden sterben, solange wir eine mechanische und individualistische Weltanschauung beibehalten. Es erscheint mir daher unvernünftig, noch länger in Leiden und Bösem zu verharren. ...Die Idee des Ich besetzt seit 500 Jahren den Raum. Es ist Zeit, eine andere Richtung einzuschlagen. (MH)

(Piano)

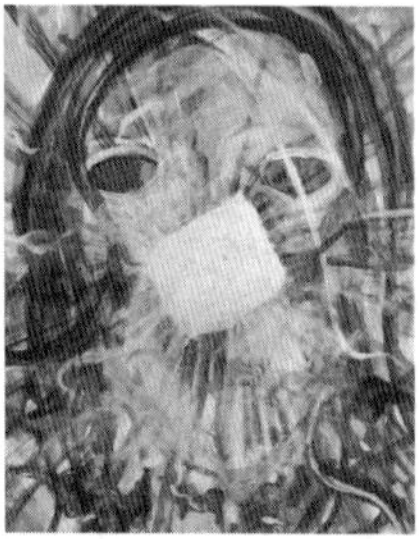

Bild 9: No Trouble No Energy No Energy No Life (WB1)

Die Liebe hat einen Triumph und der Tod hat einen, die Zeit und die Zeit danach. Wir haben keinen. Nur im Sinken um uns von Gestirnen. Abglanz und Schweigen. Doch das Lied überm Staub danach wird uns übersteigen. (IB)

no trouble no energy no energy no life

...(R. Pettibon) embraces events and social forces – including the ceaseless plague of media imagery – that threaten to swamp personal ethics and to negate individual vision, thus assaulted, conscience and painting hang on marking the hours of a siege; the effort of persistence (which rejects the relief of taking sides) is desolating, this work gives nothing, it sucks the oxygen out of the air. (?)

Ah, die Dimension der Universalität als wahres Gegenteil des kapitalistischen Globalismus!

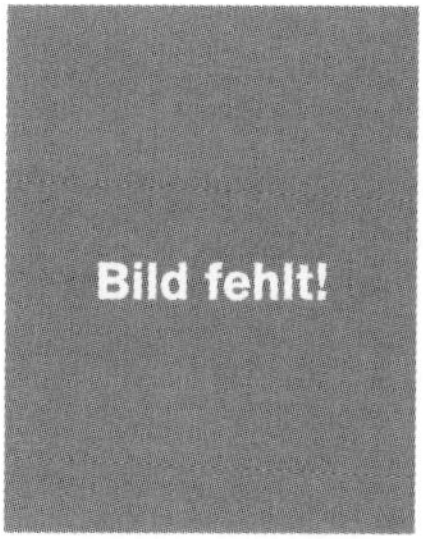


Bild 10: Living Desire

Im Grünen Cabaret –
fünf Uhr abends (AR)

Acht Tage lang ließ meine Stiefel ich zerreißen
Auf Straßenkieseln; Halt ward in Charleroi gemacht.
Im Grünen Cabaret bestellte ich halbheißen
Schinken und Schnitten Brot mit Butter gut bedacht.

Jutta Koether

Glücklich streckt ich die Beine unterm grünen Tische,
Sah auf die simplen Muster der Tapete hin,
Und, andachtswürdig war´s, auch auf die augenfrische,
Mit ungeheurem Busen fesche Kellnerin.

Die da, sie hätte furchtlos einen Kuß gelitten,
Als auf bemaltem Teller sie die Butterschnitten,
Die Lachende, und warmen Schinken hingestellt.

Der Knoblauchduft verhauchend, rosig-weiß erglänzte,
Und als den Riesenkrug sie schaumend mir kredenzte,
Von später Abendsonne goldnem Strahl erhellt.

(Walther Küchler-Übersetzung)

## Zur grünen Schenke –
## 5 Uhr nachmittags

8 Tage schon hatt ich meine Stiefel verwetzt
auf dem Kies der Straßen; ich entehrte Charleroi!
Zur grünen Schenke: orderte ich
Butterstullen und angekühlten Schinken.

Quietschfidel lungerten meine Gliedmaßen
unterm grünen Tisch: ich kontemplierte
die Motive der Tapeten: einfaltspinselig. – Und
ergötzlich wars, als das Girl mit den
enormen Dutteln, dem quicken Blick
– kein KUSS der DIE ängstigt! –
mir gickelnd die Butterstullen beibrachte:
lauwarmer Schinken auf einer Platte,
rot-weiß koloriert vom Schinken,
parfümiert mit einer Zehe Knoblauch –

und mir den maßlosen Schoppen vollschenkte mit
ihrem Schaum, den die zurückgebliebene Sonne
mit Lichtpollen vergoldete.

(Übersetzung von H. Therre und R. G. Schmidt)

(wähle Version im Ablauf der Aufführung selbst)

Ich möchte, daß die Dinge sich wie in einem Zeremoniell nach Gesetzen des Formalismus aneinanderfügen, und allem, was in mich eingeht, die Formulierung aufzwingen, damit es seine Fremdheit verliert. Abgesehen vom jähen Tauchsprung in die Ablehnung aller Formen – einem Tauchsprung übrigens, der alsbald wiederholt und so behandelt wird, als müßte die Form dieses formverneinenden Tauchens erfaßt werden – fühlte ich mich nur dann über meine Singularität hinausgetragen, in Übereinstimmung mit der Außenwelt und einem Zustand nahe, den man ganz nennen könnte, wenn die Dinge oder meine Gedanken sich einer gewissen Anordnung fügen, mit der die Logik nichts zu schaffen hat. (ML)

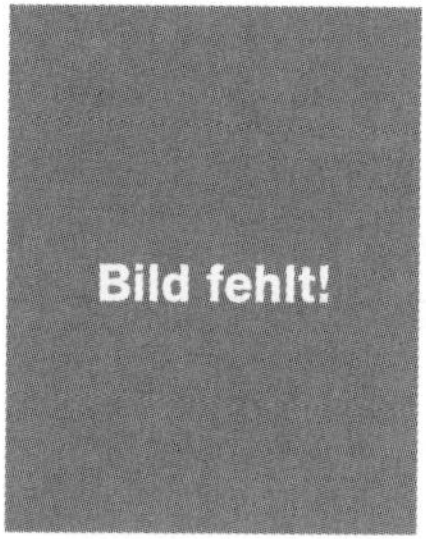


Bild 11: The Desire Of Nothingness Itself

Wenn ich sehr stark bin, wer weicht dann noch zurück? sehr heiter, wer verfällt dann noch der Lächerlichkeit? Wenn ich sehr böse bin, was könnte man mir dann noch anhaben?

Putzt euch, tanzt, lacht. Ich werde es niemals über mich bringen, die Liebe aus dem Fenster zu werfen...

Das ist die lichte Ruhe, weder Fieber noch Ermattung, im Bett oder auf der Wiese. Das ist der Freund, weder glühend noch schwach. Der Freund. Das ist die Geliebte, weder quälend noch gequält. Die Geliebte. Die Luft und die Welt, die ich nicht suchte. Das Leben.

War es also das?

Und der Traum wird von neuem lebendig. (AR)

Alles ist, handelt von Aufführungen, so wenn man drin steckt, ist es ein
sehr befreiender Moment.

Es ist: nur das nicht... nur DAS nicht.

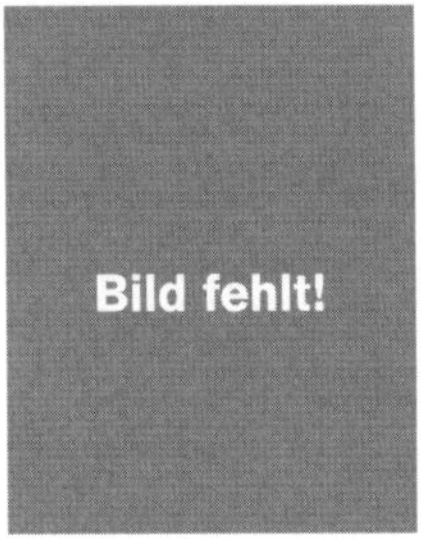


Bild 12:

The Image of the One in the Unbound of the 2

weinend sah ich das Gold und konnte es nicht trinken (AR)

wir sind alle ein Andenken der Sonne, ein wenig Phosphor, der in der Gehirnhaut der Welt glüht (PC2)

Oh, do not ask, „What is it?“ Let us go and make our visit (TSE)

as its most radical the unconscious the inaccessible phenomenon

this is not piano, this is dreaming (DE)

and all i can do is dream of mud mud mud

(Piano)

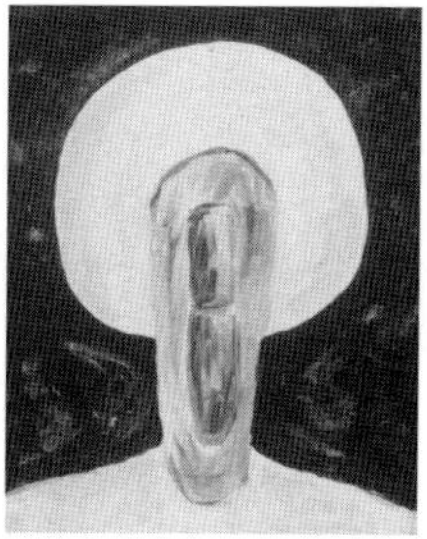

Bild 13: Radical Nude

inhabit the world as someone on whom nothing is lost! (WB1)

no trouble no energy no energy no life.... (repeat)

(nur noch Musik, Improvisation)

## Jutta Koether

AB=Alain Badiou

AR=Arthur Rimbaud

DE=Duke Ellington

IB=Ingeborg Bachmann

JL=Jaques Laforgue

JW=Jeannette Winterson

KK=Klaus Kinski

MH=Michel Houellebecq

ML=Michel Leiris

PC=Paul Celan

PC2=Paul Cezanne

SZ=Slavoj Zizek

TSE=T. S. Eliot

WB1=William S. Burroughs

WB2=Walter Benjamin

# No Trouble No Energy No Energy No Life

Jutta Koether spielt, spricht und hämmert zu ihren Bildern

von Aram Lintzel

Angeblich, das behaupten jedenfalls manche Psychoanalytiker, soll gegen depressive Launen die „Aggressivitätshemmung" helfen. Wenn das stimmt, dann wollte die Künstlerin Jutta Koether ihre Symptome keineswegs lindern, sondern vielmehr auf die Spitze treiben. Denn anstatt ihre Wut zu hemmen, hämmerte sie diese gleichsam in den Bühnenboden. Vehement untermalte sie einige der vorgetragenen Textstücke mit den Schlägen eines Gummihammers. Hin und wieder setzte sich Koether an ein kleines Yamaha-Keyboard, um ihm traurige Akkorde zu entlocken. Unter dem Titel „Nur das nicht" war der Auftritt angekündigt worden. Mit jenem „Das" waren womöglich Selbstkontrolle und Frohsinn gemeint.

Der Dramaturg Carl Hegemann hatte die in New York lebende Künstlerin, Autorin und ehemalige Mitherausgeberin der Musikzeitschrift Spex eingeladen. Sie gestaltete den neunten Abend in der Reihe „Kapitalismus und Depression", die seit Januar 2000 im Roten Salon der Volksbühne stattfindet. Doch die voyeuristische Hoffnung, daß hier ein Künstlersubjekt seine erschütternd echten Depressionen ausleben möge, wurde umgehend enttäuscht. Schon nach wenigen Minuten des knapp einstündigen Auftritts rief die Künstlerin laut: „Wir sind alle eine Bühne!" Statt ihr authentisches Innenleben zu offenbaren, näherte sich

Koether dem Thema Depression über andere Autoren. Sätze von Arthur Rimbaud, Ingeborg Bachmann, Paul Celan und Slavoj Zizek mischte sie zu einer verwirrenden Cut Up-Collage. Die traurig gestimmte Kneipenpoesie von Arthur Rimbaud gesellte sich zu den subjekttheoretischen Reflexionen des Philosophen Slavoj Zizek; durch derart überraschende Kombinationen entstand eine expressive Gedankenperformance, die den philosophischen und literarischen Stoff theatralisierte. Manch einer wird von Koethers, beinahe an Klaus Kinski erinnernden Sprachtorpedos überfordert gewesen sein. Denn unterbrochen wurden sie lediglich von den lakonischen Kompositionen und Improvisationen am Keyboard.

Freilich diente das mitgebrachte Textmaterial keineswegs als Maskerade des Künstlerichs. Schließlich wiesen einige Passagen darauf hin, daß der Weg zur eigenen Wahrheit immer über die Wahrheiten und Fehler der Anderen verläuft. Das Selbst, so eine der Botschaften, kann sich der entfremdenden, mitunter depressiv stimmenden Präsenz von Gesellschaft und Geschichte niemals entziehen. „Wir müssen uns selbst als Geister der Vergangenheit begreifen", so Koether.

So war die als „sich selbst entfremdender Geist bei der Arbeit" angekündigte Künstlerin hinter dem Gewirr aus Zitaten zwar schwer auffindbar, aber doch immer anwesend. Zu Beginn jeder neuen Sprechpassage wurden neue Bilder der Künstlerin an die hintere Wand projiziert, zu sehen waren darauf mit Acryl gemalte Köpfe von Frauen. Nachdem Koether die englischen Titel der Arbeiten genannt hatte, trug sie unbeirrt die Texte weiter vor. Dabei schien es, als wolle sie mit all den fremden Gedanken die sprachlichen Inspirationsquellen ihrer Arbeit als Malerin offenlegen. Nach dem Motto: Ich male nicht nur, was ich sehe, sondern auch, was ich lese. So wurden neben den Grenzen zwischen Ich und Umwelt auch jene zwischen unterschiedlichen Wahrnehmungsformen verwischt.

Was aber hatte das alles genau mit „Kapitalismus und Depression" zu tun? Koether selbst gab einen Hinweis: Die ebenfalls zitatreichen Bilder sollten „psychische, ontologische und soziale Zersetzungsprozesse" darstellen. In der Tat wirkten die gemalten Frauen ebenso wie die literarischen und poetischen Texte seltsam verzweifelt. Aber auch fest entschlossen: Auf erstaunliche Weise schöpfte Koether aus der künstlerischen Bearbeitung solcher „Zersetzungsprozesse" eine kreative Kraft, die fast schon fröhlich stimmte. „Wenn du auferstehst, wen ich aufersteh, hängt der Henker am Tor, sinkt der Hammer ins Meer." Zu diesen Worten Ingeborg Bachmanns ließ sie gegen Ende sogar den Hammer aus der Hand gleiten. Die Aggressivität war besiegt, die Depression aber nicht verjagt: Im Anschluß an ihre Show präsentierte Jutta Koether den Leos Carax-Film „Pola X". „Den habe ich ausgesucht, weil er so wundervoll depressiv ist." Wundervoll depressiv – dieser Widerspruch brachte den Abend auf den Punkt.

# Die Unglueckliche

Dostojewskis Urenkelin Tatjana Wyssogorez
von Wolfgang Kohrt

St. Petersburg, im Dezember. Die Stadt kann leuchten, aber nur in einer anderen Jahreszeit. Im Winter drückt der Himmel auf das Gemüt, als wäre er ein grauer Eisenhut. Licht gibt es jetzt so wenig, als wäre es nur für Dollars zu haben. Und dann sind da noch diese Briefkästen. Die kleinen Türen sind herausgebrochen und die dunklen Löcher geschwärzt, als hätte gerade jemand gekokelt. Die Kästen sind zerstört wie die Beziehungen zwischen Lenin und dem Zaren. Lenins Idee war es, die Monarchie zu zerschlagen und keine Briefkästen. Aber auch hier, in der Kompositorow Uliza 23, ist das eine womöglich die Ursache für das andere. Die Briefkastenreste werfen Fragen auf, aber vielleicht sind sie auch schon die Antwort.

## Ein russischer Apostel

In der ersten Etage des Plattenbaus wird eine dunkelbraune Tür geöffnet. Wenn man nicht wüsste, dass dies ein Wohnhaus ist, würde man hinter dieser Art Tür einen Stall oder ein Gatter erwarten. Aber tatsächlich lebt hier Tatjana Andrejewna Wyssogorez. Sie geht mühsam und gebeugt, und sie sieht älter aus, als sie mit 63 Jahren ist. In der Ecke ihres Zimmers steht ein

Gehstock, aber den benutzt sie jetzt nicht. Manchmal lächelt die kleine Frau scheu. Früher einmal gehörte ihre Familie zum einfachen Landadel auf der Krim, und vor ein paar Jahren noch hat sie in einem schönen Haus im Petersburger Zentrum gewohnt. Jetzt ist Tatjana Andrejewna verarmt und eine so genannte Invalidin der I. Gruppe. In gewisser Weise lebt sie wie die Gestalten in den Romanen ihres Urgroßvaters. Er hieß Fjodor Dostojewski. Dostojewski ist für viele Russen mehr als ein Schriftsteller, kein Gott vielleicht, aber der Verkünder seines Wortes. In Petersburg ist eine große Straße nach ihm benannt, eine Metrostation, es gibt ein Museum für den Autor und auch ein Denkmal. In der Kirche zur Heiligen Gottesmutter von Wladimir werden Messen für seine Seele gelesen: „Herr, gönne die ewige Ruhe deinem Diener Fjodor, der soviel gelitten hat, und Ewiges Gedenken gib ihm, Herr." Es gibt Menschen in Petersburg, die Dostojewski für einen russischen Apostel des 19. Jahrhunderts halten, der sehr viele Menschen zum Glauben gebracht hat. Auch Tatjana Andrejewna Wyssogorez hat zum Glauben gefunden, nicht durch ihren Urgroßvater, sondern durch das Leben in der Sowjetunion und in Russland. Jeden Tag spricht sie ihr Morgen- und ihr Abendgebet, in dem sie für ihren Sohn, ihren Enkel und für sich bittet. „Alles ist immer schlechter und schlechter geworden", sagt sie. „Weiter bergab kann es kaum noch gehen. Es wiederholt sich, was Fjodor Michailowitsch schon vor 150 Jahren be-

Urenkelin des größten russischen Schriftstellers Fjodor Michailowitsch Dostojewski ist." Die alte Frau bewahrt dieses Schreiben gut auf. Sie hat nichts mehr zu verkaufen, keinen Goldring, keine Arbeitskraft, nur noch ihren Namen. „Ich bin die Urenkelin", sagt sie immer wieder, aber der Name nährt auch heute fast nur den Stolz und kaum den Leib. Wenn Besucher aus dem Westen kommen, wünscht sie sich Bonbons und Schokolade. Das sind Dinge, die sie von ihrer Rente nicht bezahlen kann.

**Brot, Brei und Margarine**

Tatjana Wyssogorez hatte geglaubt, vierunddreißig Jahre Arbeit in einem Konstruktionsbüro würden reichen, um danach gut weiterleben zu können. „Aber wir leben nicht, wir überleben nur", sagt sie. „Ich bekomme 950 Rubel Rente im Monat, doch das bedeutet gar nichts, denn es ist nur die Hälfte dessen, was man zum Leben braucht. Wir essen Brot, Margarine und sehr viel Brei. Wir essen kein Fleisch und nur die billigste Wurst. Manchmal habe ich schon um ein paar Rubel gebettelt, aber ich bin doch die Urenkelin von Fjodor Michailowitsch Dostojewski."

Den Satz spricht sie so leise wie alles andere. Der Name Dostojewski ist der letzte Strohhalm ihres Lebens. Sie weiß inzwischen, dass niemand ihr eine neue Couch schenkt, wenn sie ruft „Helft Wyssogorez". Aber die

Couch kam, nachdem die „Komsomolskaja Prawda" über die Urenkelin berichtet hatte.

Tatjana Andrejewna braucht viel Hilfe. Sie leidet an den Folgen eines Gehirnschlags, den Symptomen von Parkinson und hat nur noch ein Drittel ihres Magens. Als sie noch Invalidin der II. Gruppe war, konnte sie noch Geld mit Schreibarbeit hinzuverdienen. Seit acht Jahren ist sie in der I. Gruppe. Dort ist zwar die Rente höher, aber arbeiten kann sie wegen ihrer Krankheiten nun nicht mehr. Dafür dürfte sie normalerweise einmal im Jahr ins Sanatorium. Auch der Krankenwagen müsste im Notfall sofort kommen. Im Normalfall aber klappt beides nicht. „Einmal rief ich im Krankenhaus an", sagt Frau Wyssogorez, „und bat dringend um Hilfe. Aber sie sagten, das ist uns egal. Sie töten uns mit Worten. Wir sind noch Menschen, aber niemand will uns mehr."

Die Urenkelin steht auf, sie will nun rauchen. Damit hat sie erst vor ein paar Jahren angefangen, als sie schon krank war. Vielleicht denkt sie, dass es darauf auch nicht mehr ankommt. Vielleicht ist es die Resignation eines überflüssigen Menschen. Sie nimmt Streichhölzer, zündet sich eine bulgarische „Rodopi" an und streift später die Asche in eine leere Sardinenbüchse. Ihr Blick geht zur Wand, möglicherweise auch hindurch.

So wie Tatjana Andrejewna Wyssogorez leben Millionen Menschen in Russland, Alte und Schwache. Viele sogar noch schlechter, weil sie keinen bekannten Namen haben. Die Urenkelin bekommt manchmal Hilfe und manchmal nicht. Vor einigen Jahren schrieb sie an den Petersburger Bürgermeister und bat um Unterstützung. Sein Büro antwortete, dass sie unter den gleichen Bedingungen leben müsse wie alle Invaliden. Dass sie eine Urenkelin von Dostojewski sei, spiele keine Rolle. Einige Zeit später druckte die Wochenzeitung „Argumente und Fakten“ einen offenen Brief von ihr, in dem sie ihre Lebensverhältnisse beschrieb. Seitdem schickt ihr eine Frau aus Moskau jeden Monat 50 Rubel. Nach einem weiteren Zeitungsartikel brachte ein Vertreter der Petrowski-Bank einmal 6 000 Rubel vorbei. Im Sommer dieses Jahres berichtete die „Komsomolskaja Prawda“ über den Fall Dostojewskaja, und seither schickt eine Geschäftsinhaberin alle zehn Tage einen Korb mit Äpfeln, Tomaten, Bananen oder Zwiebeln.

Tatjana Wyssogorez lebt, weil es Fjodor Dostojewski gab, und manchmal kann sie eine Apfelsine essen, weil ihr Urgroßvater viel länger leben wird als sie. „Ich hasse unsere Regierung für dieses Dasein, das sie uns zumutet“, sagt Tatjana Andrejewna. „Wir waren ein unglückliches Land und sind es immer noch. In keinem anderen Land gibt es solche Armut wie bei uns. Sie tötet die Menschen.“

## Erinnerungen an die Monarchie

Die Urenkelin sitzt auf ihrer geschenkten Couch und raucht wieder eine „Rodopi". Sie weiß, dass sie hier immer sitzen und diese Wohnung nicht mehr verlassen wird. So träumt sie sich in eine andere Wirklichkeit. Ihr Bruder ist in den letzten Jahren Monarchist geworden, und Tatjana Wyssogorez ist auf dem Weg dorthin. „Beim Zaren hatten es die Menschen besser. Ich denke sehr viel an den Landadel, der sich um seine Bauern kümmerte. Man konnte mit einer Bitte zum Gutsbesitzer kommen, sogar beim Zar konnte man bitten. Nur bei unserer Regierung gibt es das nicht."

Neben ihr, auf dem Bett in einer Ecke, liegt ein Fotoalbum. Sie steht auf und geht hinüber. Frau Wyssogorez hatte es schon ein paar Mal in die Hand nehmen wollen. Es lag die ganze Zeit dort, wie rechtzeitig aus dem Schrank geholt, um etwas Schönes oder Wichtiges zeigen zu können. Etwas, das nicht vergessen werden sollte. Sie schlägt es auf und sagt: „Sehen Sie, das war ich."

Man sieht eine hübsche, junge Frau von zweiundzwanzig Jahren. Sie hat blonde Haare, und es ist Tatjana Andrejewna Dostojewskaja im Jahr 1960. Sie zeigt das Bild wie um zu sagen, dass nicht alles nutzlos war. Und dass es Schönheit in ihrem Leben gab, die keinen Rubel kostete. „Was ist mit mir passiert", fragt sie mit dem Foto in der Hand. „Ich bin die Urenkelin, und wenn ich mehr Geld hätte, würde ich immer noch so aussehen."

# Die Gluecklichen

Weltglücksindex der London School of Economics: Bangladesch auf Platz 1
von Maritta Tkalec

Das Wasser steht hoch, aber nicht zu sehr. Da und dort erheben sich grüne Flecken, auf denen knapp eine Hütte, acht oder zehn Menschen, zwei Kühe, drei Ziegen, ein Papayabaum Platz finden. Hochspannungsmasten, Schornsteine von Ziegeleien stehen verloren im Nassen. Die Stadt Bandhar am Westufer des Meghna ist von einem Meer umgeben. Aber das Wasser hat Transportwege geschaffen, die Ziegelei kann ihre Steine zum Markt bringen. Und der Bauer steuert sein schmales Boot über die zwei Meter unter der Wasseroberfläche liegenden Reisfelder und wirft Netze aus. So hat das Schlechte auch sein Gutes, und Nayeem: „Haben wir nicht großes Glück, keines der Kinder ist ertrunken, die Hütte ist fast trocken, sogar die Tiere sind alle da." Er zieht sein Netz ins Boot. Die Fische vom Feld werden die Familie heute satt machen. Da ist er, einer der etwa 130 Millionen Bangladeschis, die vor allem den reichen, aber unzufriedenen Teil der Welt mit ihrem beharrlichen Glücksempfinden verblüffen.

## Ganz ohne Geld

Fast 100 Prozent der Einwohner Bangladeschs haben den Urhebern einer 54 Länder vergleichenden Glücksstudie der London School of Economics bestätigt, sie seien „sehr" oder „ziemlich" glücklich. Bangladesch führt den Glücksindex der Welt an. Deutschland platzierte sich im letzten Viertel, an 42. Stelle, noch weiter hinten rangieren die Schweiz und Kanada. Im Verständnis Goethes, um einen Verehrer westlicher wie östlicher Lebensart zu wählen, war Glück die „Göttin der lebendigen Menschen". Um deren Gunst zu erlangen, müsse man „leben und Menschen sehen, die sich recht lebendig bemühen und recht lebendig genießen". Das klingt wenig luxuriös oder gesteigert philosophisch, vielmehr ziemlich praktisch. Doch warum soll ausgerechnet Bangladesch zu den liebsten Aufenthaltsorten der Glücksgöttin gehören, ein Land, das regelmäßig von Überschwemmungen heimgesucht und von tropischen Wirbelstürmen verheert wird, wo das Trinkwasser durch Arsen im Boden verseucht ist, wo 86 Prozent der Bevölkerung unter der Armutsgrenze leben, wo die höchste Bevölkerungsdichte der Welt herrscht, wo in der Masse der Menschen die Freiheit des Einzelnen so wenig bedeutet? Europäische Forschungsreisende der jüngeren Zeit sahen, rochen und fühlten das Elend Bangladeschs und kamen zu dem Schluss: „Das ist kein Leben." Aber fragen wir die dürre kleine Frau im zerrissenen Sari, die bei Sonnenuntergang in den Ruinen des uralten buddhistischen Klosters von Paharpur im Nordwesten Bangladeschs hockt. Mit einer Sichel schneidet sie wie ihre Vorfahren vor 1000 Jahren Gras und stopft es in einen Jutesack. Wenn sie redet, werden in ihrem Mund einige schwarze Zahnstummel sichtbar. 40 Jahre alt ist Mujahi Beggum, bald am Ende ihres Lebens, wenn man seinen Augen und den Statistiken über die Lebenserwartung trauen darf. Das Gras sammelt sie für die zwei Kühe ihres Bruders, bei dem sie Aufnahme fand, als ihr Mann sie verstieß.

Jener Tag war der traurigste ihres Lebens, sagt sie, weil sie „mit dem Mann mehr Kinder" hätte haben können. Aber sie beharrt: „Mir geht es gut, ich esse zweimal am Tag." Zweimal, das ist in der Tat nicht schlecht. Und sie lacht so, dass der Blick auf ihre Zahnstummel vollständig frei ist. Weder Frau Mujahi noch ihr 23-jähriger Sohn Musun haben je ferngesehen, sie wissen nicht, welches Glück Weichspüler für Frotteetücher verheißen oder welches Gefühl von Freiheit eine bestimmte Automarke vermittelt. Wenn sie Geld hätte, würde Frau Mujahi den Sohn verheiraten oder seine Nachtblindheit behandeln lassen. Aber unglücklich? Nein, nein. „Very, very happy" sei sie, selbstverständlich, sie lebe ja, und zwar in einer Familie und „unter dem großen wunderbaren Himmel".

So alt wie die Form ihrer Sichel ist auch ihre Art, Glück zu verstehen. Aristoteles empfahl im 4. Jahrhundert vor Christus ein tüchtiges, arbeitsames Leben als Glücksrezept. Auch dem Aktivisten der modernen Glücksforschung, Mihaly Csikszentmihalyi, einem Anthropologen aus Chicago, würde Frau Mujahi gefallen: Er entdeckte das Geheimnis des Glücks im „Fließen", dem Flow-Erlebnis. In diesen Zustand tritt der Mensch ein, wenn er intensiv mit einer Sache beschäftigt ist, die ihn weder über- noch unterfordert und das Gefühl vermittelt, etwas gut zu können. Es erklärt zum Beispiel die Freude am Autofahren, an leichter Lektüre, am Computerspiel. Oder auch am Sicheln von Gras in der Stille eines orientalischen Abends.

„Man muss seine Erwartungen kontrollieren", lautet das persönliche Glücksrezept von Mohamed Jahangir. Der 35-jährige Hochschullehrer aus Dhaka kennt die Londoner Studie und versteht das Ergebnis als Folge der weiten Verbreitung seiner eigenen Ansicht: „Die Leute hier sind zufrieden, weil sie wenig vom Leben erwarten. Wessen Leben auf Obdach, Essen und Kleidung gerichtet ist, freut sich, wenn er das hat." Aber in seiner Nachbarschaft, in seinem von Mittelklassefamilien bewohnten Appartementhaus, beobachtet er erste Anzeichen von Neid und Konkurrenz, die er aus seiner Kindheit überhaupt nicht kannte. „Vergangenes Jahr hat sich ein Nachbar ein Auto angeschafft. Klein und verbeult, aber alle haben darüber geredet.

wehren muss, sie habe in der DDR 30 Jahre verzweifelten Alltag durchlitten.

Aber vielleicht hilft in Bangladesch der Augenschein tatsächlich ein Stück weiter. Nach langer Suche wird ein bedrückt aussehendes Mädchen ausgemacht. Es ist in einen wertvollen, mit Goldfäden bestickten Sari gehüllt, die schwer beringten Finger umklammern ein glitzerndes Täschchen, die feinen Sandalen erleben offenbar ihren ersten Tag. Das bezaubernd schöne junge Mädchen spricht nicht, schlägt die Augen nieder.

Aber da ist ja ihr Mann. Erst sieben Tage zuvor hat er sie geheiratet, er ist ganz beseelt vom Glück, mit 40 einen solchen Schatz zu haben, eine solche Schönheit. Seine Familie hat ganze Arbeit geleistet, er sah seine Braut vor der Hochzeit nur einmal. Er ist schließlich seit zwölf Jahren in den USA, hat sich etwas erarbeitet, hat eine Stellung. Was hat sie für ein Glück, sie wird mitgehen in die USA. Will sie das? Selbstverständlich, sagt der Mann. Sie zieht den Zipfel ihres Saris vors Gesicht. Ist sie glücklich? Sie nickt.

# Autoren

**Fjódor Micháilovitsch Dostojévskij**, am 30. Oktober 1821 als Sohn eines Armenarztes und tyrannischen Gutsbesitzers in Moskau geboren und am 28. Januar 1881 gestorben, debütierte als 24-Jähriger triumphal mit seinem Roman „Arme Leute". Wegen „gefährlicher Gespräche und verbotener Lektüre" wurde er 1849 zum Tode verurteilt, im letzten Moment begnadigt und für insgesamt acht Jahre in die Verbannung geschickt, zunächst in Ketten in die sibirische Strafkolonie Omsk, dann in den Soldatendienst an der Grenze zur Mongolei. Nach seiner Rückkehr gründete er zusammen mit seinem Bruder Michaíl im liberalisierten politischen Klima St. Petersburgs die Zeitschrift „Vrémja" (Die Zeit). In ihr erschien „Erniedrigte und Beleidigte" – wie auch „Aus einem Totenhaus" – 1961 als Fortsetzungsroman.

Dostojévskijs berühmtesten Romane sind „Schuld und Sühne" (1866), „Der Idiot" (1868), „Die Brüder Karamázov" (1878-80) und „Dämonen" (1871), u. a. dramatisiert (1998) und verfilmt (2000) von Frank Castorf.

Der in diesem Band abgedruckte Textauszug stammt aus „Erniedrigte und Beleidigte", übersetzt von Dieter Pommerenke, Berlin 1999.

**Frank Castorf** ist Theater- und Filmregisseur und seit 1992 Intendant der Volksbühne am Rosa-Luxemburg-Platz in Berlin.

Bücher über Castorf: Sigfried Wilzopolski, Theater des Augenblicks. Eine Dokumentation (1992); Jürgen Balitzki, Castorf, der Eisenhändler. Theater zwischen Kartoffelsalat und Stahlgewitter (1995); Hans Dieter Schütt, Die Erotik des Verrats. Gespräche mit Frank Castorf (1996); Kirsten Heymeyer, Hans-Dieter Schütt (Hg.), Castorfs Volksbühne (2000).

Das Gespräch zwischen Alexander Kluge und Frank Castorf wurde am 29.04.2001 in der Sendung „New & Stories“ (dctp) bei Sat.1 ausgestrahlt und erscheint hier erstmals gedruckt. Transkription: Michael Birkner.

**Carl Hegemann** ist Dramaturg an der Volksbühne am Rosa-Luxemburg-Platz in Berlin und dort u.a. verantwortlich für die Veranstaltungsreihe „Kapitalismus und Depression“.

**Jutta Koether** ist Künstlerin und lebt meistens in New York; sie arbeitet mit Bildern, Texten und Sounds, schreibt für verschiedene Publikationen – „Index“, „artforum“, „Texte zur Kunst“, „Made in USA“, „booksports“ und „Spex“. In Deutschland stellt sie bei Daniel Buchholz in Köln aus. Ihre depressive Performance fand am 1.2.2001 in der Volksbühne am Rosa-Luxemburg-Platz statt.

**Wolfgang Kohrt** ist Journalist. Sein hier abgedruckter Text ist am 23.12.2000 unter dem Titel „Die Urenkelin" in der Berliner Zeitung erschienen. Nachdruck mit freundlicher Genehmigung.

**Franz Liebl** ist Professor für Betriebswirtschaftslehre an der Universität Witten/Herdecke. Letzte Buchveröffentlichung: „Der Schock des Neuen: Entstehung und Management von Issues und Trends" (2000). Der am 11. Januar 2001 an der Volksbühne gehaltene Vortrag ist zugleich die 41. Folge seiner 1995 begonnenen Theorie-Performance-Reihe namens „Unbekannte Theorie-Objekte der Trendforschung". Anschließend leerte er mit seinem „depressiven DJing" den roten Salon so schnell wie kaum einer vor ihm.

**Aram Lintzel** ist freier Journalist und Kritiker mit Schwerpunkt Musik, Popkultur und Neue Medien. Er lebt und arbeitet in Berlin. Seine Kritik erschien am 3./4.2.2001 in der „Frankfurter Allgemeinen Zeitung". Nachdruck mit freundlicher Genehmigung.

**Orhan Pamuk** gilt als einer der bedeutendsten türkischen Schriftsteller und lebt in Istanbul. In deutscher Übersetzung liegen seine Romane „Die weiße Festung" (1995), Das schwarze Buch (1997) und „Das neue Leben" (2001) vor. Christoph K. Neumann übersetzte seinen Aufsatz, erschienen in der Frankfurter Allgemeine Zeitung am 06.01.2001. Nachdruck mit freundlicher Genehmigung.

**Guillaume Paoli** ist Mit-Herausgeber von „müßiggangster“, dem in Berlin erscheinenden „Kontemplationsblatt der glücklichen Arbeitslosen“, einer Folgeerscheinung der 1996 entstandenen Schmähschrift „Auf der Suche nach unklaren Ressourcen“. Den hier abgedruckten Text hat er am 29.3.2001 in der Volksbühne während eines Lehrfilms mit Aikido-Meistern vorgetragen.

**Die Jackson Pollock Bar** wurde 1996 im Freiburger Theater gegründet. Ihre wechselnden Darsteller sind u. a. Martin Horn und Peter Cielinski, ihre Direktion Christian Matthiessen, von dem auch das hier abgedruckte programmatische Elaborat stammt. Auftritte u.a. bei der Documenta X Kassel: „Art&Language – We aimed to be Amateurs“ (1997). In der Volksbühne machten sie am 26.4.2001 eine bedrückende Theorieparty mit Texten von Niklas Luhmann, Heiner Müller und Liedern von Art&Language.

**Cord Riechelmann** ist Zoologe und Lehrbeauftragter für Geschichte biologischer Forschung an der FU Berlin und schreibt als Kolumnist für die Berliner Seiten der „Frankfurter Allgemeinen Zeitung" (Bestiarium). Originalbeitrag

**Jens Roselt** ist Theaterwissenschaftler und Autor, seit 1999 Mitarbeiter im Sonderforschungsbereich ‚Kulturen des Performativen' an der Freien Universität Berlin. Literatur: Die Ironie des Theaters (Wien 1999). Dramen: Trüffel (1995), Dollmatch (1996), Desperados (1998), Handicap (2000), Dreier (2001) und eine Dramatisierung von Fjodor Dostojewskis Roman „Erniedrigte und Beleidigte" (2001). Roselt wird durch den S. Fischer Verlag in Frankfurt am Main vertreten. Originalbeitrag

**Maritta Tkalec** recherchierte in Bangladesch und ist Politik-Redakteurin bei der Berliner Zeitung, wo ihre Untersuchung am 28.11.2000 veröffentlicht wurde. Nachdruck mit freundlicher Genehmigung.

Redaktion: Michael Birkner, Christine Richter-Nilsson

Erstausgabe
Mai 2001

Alexander Wewerka, Fredericiastr. 12, 14050 Berlin
info@alexander-verlag.com
www.alexander-verlag.com
und
Volksbühne am Rosa-Luxemburg-Platz, 10178 Berlin
presse@volksbuehne-berlin.de
www.volksbuehne-berlin.de


Titelbild und Bildstrecke: LSD-Bilderdienst
(aus „Animals, 1419 Copyright-Free Illustrations, selected
by Jim Harter, Dover Publications Inc., New York 1979)
Gestaltung: LSD (www.lsd-berlin.com)
Druck: agit, Berlin
Printed in Germany

ISBN 3-89581-065-7